Torsten Rahne

Hören mit und ohne Hörimplantaten

Torsten Rahne

Hören mit und ohne Hörimplantaten

Methodische Ansätze zur Evaluierung auditiver
Leistungen bei Normalhörenden und Nutzern
aktiver Hörimplantate

Südwestdeutscher Verlag für Hochschulschriften

Impressum / Imprint

Bibliografische Information der Deutschen Nationalbibliothek: Die Deutsche Nationalbibliothek verzeichnet diese Publikation in der Deutschen Nationalbibliografie; detaillierte bibliografische Daten sind im Internet über http://dnb.d-nb.de abrufbar.

Alle in diesem Buch genannten Marken und Produktnamen unterliegen warenzeichen-, marken- oder patentrechtlichem Schutz bzw. sind Warenzeichen oder eingetragene Warenzeichen der jeweiligen Inhaber. Die Wiedergabe von Marken, Produktnamen, Gebrauchsnamen, Handelsnamen, Warenbezeichnungen u.s.w. in diesem Werk berechtigt auch ohne besondere Kennzeichnung nicht zu der Annahme, dass solche Namen im Sinne der Warenzeichen- und Markenschutzgesetzgebung als frei zu betrachten wären und daher von jedermann benutzt werden dürften.

Bibliographic information published by the Deutsche Nationalbibliothek: The Deutsche Nationalbibliothek lists this publication in the Deutsche Nationalbibliografie; detailed bibliographic data are available in the Internet at http://dnb.d-nb.de.

Any brand names and product names mentioned in this book are subject to trademark, brand or patent protection and are trademarks or registered trademarks of their respective holders. The use of brand names, product names, common names, trade names, product descriptions etc. even without a particular marking in this works is in no way to be construed to mean that such names may be regarded as unrestricted in respect of trademark and brand protection legislation and could thus be used by anyone.

Coverbild / Cover image: www.ingimage.com

Verlag / Publisher:
Südwestdeutscher Verlag für Hochschulschriften
ist ein Imprint der / is a trademark of
AV Akademikerverlag GmbH & Co. KG
Heinrich-Böcking-Str. 6-8, 66121 Saarbrücken, Deutschland / Germany
Email: info@svh-verlag.de

Herstellung: siehe letzte Seite /
Printed at: see last page
ISBN: 978-3-8381-3512-0

Zugl. / Approved by: Halle (Saale), Martin-Luther-Universität, Habilitation, 2012

Copyright © 2012 AV Akademikerverlag GmbH & Co. KG
Alle Rechte vorbehalten. / All rights reserved. Saarbrücken 2012

Referat

Neben dem Schwerpunkt der Aufklärung komplexer auditiver Mechanismen widmet sich diese Arbeit mit konzeptionellen und experimentellen Ansätzen dem Ziel, grundlegende Methoden der audiologischen Diagnostik weiter zu entwickeln.

Im Bereich der auditorischen Wahrnehmung wurde zunächst untersucht, inwieweit sich das Perzept einer komplexen akustischen Szene durch geeignete akustische Stimulation bahnen lässt. Die Ergebnisse zeigen einen dynamischen, adaptiven Prozess und legen damit Rückkopplungsmechanismen nahe, die auf den vorhergehenden Stimulusrepräsentationen basieren.

Bei der Versorgung von schwerhörigen Patienten mit einem knochenverankerten Hörsystem wurde untersucht, inwieweit sich die Messung der Aufblähkurve durch akustisch evozierte Potentiale realisieren lässt. Sowohl bei der Messung der frühen als auch der frequenzspezifischen späten akustisch evozierten Potentiale konnte gezeigt werden, dass sich die individuellen Schwellen bei Stimulation über BAHA bei allen Probanden sicher bestimmen lassen und eine objektive Aussage über den Versorgungserfolg ermöglichen.

Für die Gruppe der Patienten, die mit einem Cochlea-Implantat (CI) versorgt sind, wurde ein Logatom-Diskriminationstest entwickelt und in einer experimentellen Studie an CI-Trägern und Normalhörenden evaluiert und mit den Ergebnissen der Messung ereigniskorrelierter Potentiale verglichen. Es zeigte sich, dass die individuelle Diskriminationsleistung bei CI-Trägern mit diesem Test gut beurteilt werden kann.

Um die Klangfarbenwahrnehmung bei CI-Trägern systematisch untersuchen zu können, wurde ein psychoakustischer Test entwickelt, der synthetisch generierte Klänge erzeugt, die nur in einer Klangfarbendimension, dem spektralen Gehalt unterscheiden und dabei stufenlos skaliert werden können. Die Ergebnisse der individuellen Unterscheidungsleistungen zeigen, dass mit diesem Test Fortschritte in der Wahrnehmungsleistung mit CI, insbesondere auch im Kontext der audioverbalen Therapie im Anschluss an die Implantation gut beurteilt werden können.

Bibliographische Angaben

Rahne, Torsten: Methodische Ansätze zur Evaluierung auditiver Leistungen bei Normalhörenden und Nutzern aktiver Hörimplantate. Halle (Saale), Martin-Luther-Universität Halle-Wittenberg, Medizinische Fakultät, Habilitation, 2011.

Inhaltsverzeichnis

I. Synopsis	**1**
1. Einleitung	**3**
1.1. Aspekte des Hörens	4
1.1.1. Der Hörsinn des Menschen und seine Störungen	4
1.1.2. Auditorische Objektbildung	7
1.1.3. Sprachverstehen	9
1.1.4. Musikwahrnehmung	11
1.1.5. Die Mismatch Negativity als Werkzeug in der Audiologie	12
1.2. Aktive Hörimplantate	14
1.2.1. Knochenverankertes Hörimplantat	14
1.2.2. Cochlea-Implantat	15
1.3. Fragestellung	16
2. Klinische und methodische Studien	**19**
2.1. Beeinflussung der auditorischen Objekterkennung	20
2.1.1. Hintergrund und Fragestellung	20
2.1.2. Studiendesign	20
2.1.3. Bahnung von auditorischer Organisation	21
2.1.4. Dynamik und Asymmetrie der Bahnung	23
2.1.5. Zusammenfassung	24

2.2. Objektive Hörschwellenmessung bei Stimulation über knochenverankerte Hörsysteme 25
    2.2.1. Subjektive und objektive Hörschwellenbestimmung 25
    2.2.2. Elektrophysiologische Studie 26
    2.2.3. Schlussfolgerung 30
2.3. Logatom-Diskriminationstest für CI-Träger 31
    2.3.1. Vorbetrachtungen 31
    2.3.2. Logatom-Diskriminationstest 32
    2.3.3. Evaluierungsstudie 33
    2.3.4. Zusammenfassung 35
2.4. Messung der Klangfarbenwahrnehmung 36
    2.4.1. Klangfarbenwahrnehmung bei CI-Trägern 36
    2.4.2. Test zur Klangfarbenunterscheidung 36
    2.4.3. Evaluierung bei Normalhörenden und CI-Trägern 38
    2.4.4. Zusammenfassung 39

3. Zusammenfassende Diskussion   **41**

II. Originalarbeiten   **57**

III. Anhang   **65**

Abbildungsverzeichnis

1.1. Querschnitt durch das Ohr 5
1.2. Van-Noorden-Diagramm für Stream-Segregation 8
1.3. Cochlea-Implantat und knochenverankertes Hörsystem 14
2.1. Akustisches Stimulationsparadigma des Streaming-Experiments 22
2.2. Potentialantworten bei Stimulation über das knochenverankerte Hörsystem 28
2.3. Sensitivitätsindex und individuelle MMN-Amplituden als Ergebnis des Logatom-Diskriminationstests 34
2.4. Spektren der Standard- und Target-Stimuli im Timbre-Diskriminationstest 38
2.5. Verteilung der individuellen Unterscheidungsleistungen als Ergebnis des Timbre-Diskriminationstests 39

Abkürzungsverzeichnis

ANOVA	Analysis of variance (Varianzanalyse)
AEP	auditorisch evoziertes Potential
AFC	Alternative forced choice
BAHA	Bone anchored hearing aid
CI	Cochlea-Implantat
EEG	Elektroenzephalogramm
FAEP	frühe akustisch evozierte Potentiale
HL	Hearing level
JND	Just-noticeable difference
MMN	Mismatch negativity
OLSA	Oldenburger Satztest
SAEP	späte akustisch evozierte Potentiale
SNR	Signal to Noise Ratio
SPL	Sound pressure level

Teil I.

Synopsis

1. Einleitung

1.1. Aspekte des Hörens

1.1.1. Der Hörsinn des Menschen und seine Störungen

Die Aufnahme und Verarbeitung von Schallreizen ist eine wesentliche Grundlage für die Kommunikationsfähigkeit von Menschen und das Erlernen von Sprache. Das Ohr als dazu notwendiges Sinnesorgan des Menschen ermöglicht die Aufnahme und Verarbeitung von Schallsignalen. Diese werden im Außenohr aufgenommen und zum Mittel- und Innenohr mechanisch weitergeleitet. Ihre Rezeption an den Haarzellen auf der Basilarmembran ist die Schnittstelle zur elektrischen Weiterleitung durch Nervenzellen. Durch die räumlich-zeitliche Änderung von Membranpotentialen werden die Signale über verschiedene Stationen zu den auditorischen Kortizes geleitet. Auch die Orientierung in der Umwelt wird wesentlich durch akustische Informationen unterstützt (binaurales Hören).

Beeinträchtigungen des Hörvermögens haben vielfältige Auswirkungen auf die Lebensqualität und die Berufsausübung der Betroffenen. Im frühen Kindesalter führen diese zu einem reduzierten Spracherwerb und sind dadurch oft mit sozialen Nachteilen verbunden. Im späteren Leben schränkt eine Hörbehinderung die soziale Kompetenz und die beruflichen Möglichkeiten ein.

Im Folgenden werden Aspekte des Hörens zusammengefasst, beginnend bei physiologischen Mechanismen bis hin zu komplexen Hörleistungen wie die Sprach- und Musikwahrnehmung.

Mittelohr

Der vom Trommelfell aufgenommene Schall wird über das Knochensystem Hammer–Amboss–Steigbügel auf die Steigbügelplatte übertragen. Zusammen mit der ringförmigen Membran des ovalen Fensters bildet sie den Eingang zum Innenohr. Dieses Übertragungssystem im Mittelohr ist optimal an Frequenzen um 1 kHz angepasst.

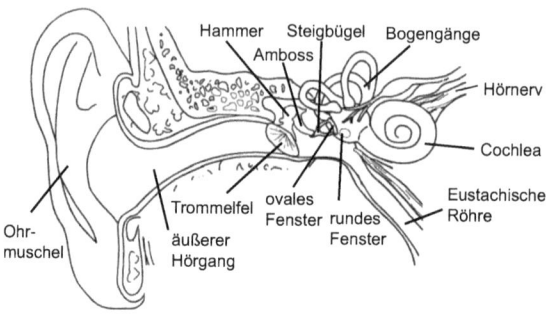

Abbildung 1.1.: Querschnitt durch das Ohr (nach Gelfand (1998)).

Betrachtet man die Schallwiderstände (Impedanzen) im Ohr, so stellt man fest, dass die im Innenohr befindliche Lymphe eine etwa 1000mal so große Impedanz wie Luft hat. Derartige Impedanzunterschiede würden zur Reflektion des Schalls am Innenohr führen. Um diese zu minimieren, ist eine Impedanzwandlung nötig. Das Knochensystem im Mittelohr stellt ein Hebelsystem dar (vgl. Abb. 1.1). Hierdurch wird die Schwingungsamplitude bei gleichzeitiger Vergrößerung der Kräfte verkleinert.

Ist dieses System beeinträchtigt, liegt eine Schallleitungsschwerhörigkeit vor. Eine Versteifung der Schallleitungskette führt zu einem Hörverlust von bis zu $30 - 40\,dB$ im Tieftonbereich. Eine Dämpfung der Kette, wie sie zum Beispiel durch einen Mittelohrerguss erzeugt wird, führt zu gleichem Hörverlust vorwiegend im Hochtonbereich. Ein Mittelohrblock bei Otosklerose führt zur pantonalen Anhebung der Hörschwelle um etwa $40 - 50\,dB$, wohingegen eine vollständige Unterbrechung der Kette einen Hörverlust von etwa $60\,dB$ zu Folge hat (Mrowinski & Scholz 2006). Die Schallverarbeitung über die Knochenleitung ist dadurch nicht oder nur gering beeinträchtigt. Die Schallleitungsschwerhörigkeit kann durch Hörgeräte oder Hörimplantate weitgehend kompensiert werden.

Innenohr

Der wichtige Schritt der Umwandlung von Schall in neuronale Erregung in Form elektrischer Impulse erfolgt im Innenohr, welches im Schläfenbein, dem härtesten Knochen des Menschen, eingebettet ist.

Die Schwingungen am ovalen Fenster versetzen die Lymphen der Scala tympani in Bewegung. Auf der Basilarmembran, die die Scala tympani von der Scala media trennt, bilden sich dadurch Wanderwellen aus, deren Amplituden an einer frequenzabhängigen Stelle auf ihr ein Maximum erreichen. Auf der Basilarmembran befindet sich das aus Haar- und verschiedenen Stützzellen bestehende Cortische Organ. Die Haarzellen teilen sich auf in eine Reihe innerer Haarzellen und drei bis vier Reihen äußerer Haarzellen. Am oberen Ende der Haarzellen befinden sich Stereozilien, die mit der Tektorialmembran verankert und untereinander verbunden sind.

Bei seitlicher Auslenkung der Stereozilien in eine bestimmte Richtung (erzeugt durch die Bewegung der Basilarmembran) werden die inneren Haarzellen depolarisiert. Durch ihre Verbindung mit afferenten (zum Hirn führenden) Nervenfasern kann der Schall als neuronale Information zum Hirn weitergeleitet werden.

Die äußeren Haarzellen sind mit efferenten (vom Hirn in die Peripherie führenden) Nervenfasern und der Basilarmembran verbunden. Sie sind zur aktiven Kontraktion unter äußerem Spannungseinfluss fähig und können somit die Basilarmembran bewegen. Diese Rückkopplung, deren Mechanismus noch nicht genau bekannt ist, ist unter der Bezeichnung *Cochleärer Verstärker* bekannt. Er führt zur Verbesserung der Abstimmung der Basilarmembran auf bestimmte Frequenzen.

Entsprechend dem Auslenkungsmaximum der Basilarmembran befinden sich für verschiedene Frequenzen sensitive Zellen an verschiedenen Stellen der Basilarmembran. Hohe Frequenzen werden basal und tiefe Frequenzen apikal durch die Haarzellen registriert. Diese Spezifität der Neurone findet sich auf dem Weg der neuronalen Impulse bis zum auditorischen Kortex wieder. Dieses Prinzip der *Tonotopie* ist auch bei der Programmierung von Cochlea-Implantaten von Bedeutung.

Parallel zur Tonotopie wird auch die zeitliche Information, die im Schall enthalten ist, verarbeitet. Dies geschieht über Haarzellen, die phasengekoppelt zum Signal neuronale Impulse (Spikes) aussenden. Eine solche phasengekoppelte Verarbeitung (*Periodotopie*) ist bei Frequenzen bis zu etwa 5 kHz möglich. Die tonotop und periodotop transformierten Signale gelangen über die Hörbahn zum auditorischen Kortex.

Pathologische Veränderungen des Cortischen Organs, insbesondere der Verlust von Haarzellen führen zur sensorineuralen Schwerhörigkeit bis hin zur Taubheit. Dabei verschlechtert sich die Hörschwelle im betreffenden Frequenzbereich. Der Verlust von äußeren Haarzellen führt zur Reduzierung der Frequenzauflösung des Gehörs sowie der nichtlinearen Verstärkungsfunktion. Dies äußert sich neben der angehobenen Hörschwelle im Reintonaudiogramm auch in weiteren Hörleistungen wie z. B. dem Sprachverstehen, dem Hören im Störlärm, der Lückendetektion und auch der Lautstärkediskrimination. Insbesondere in Kombination mit einer Schalleitungsschwerhörigkeit ist die Lebensqualität der Betroffenen stark reduziert (Mrowinski & Scholz 2006; Gelfand 1998).

1.1.2. Auditorische Objektbildung

Typischerweise besteht der Schall, der das menschliche Ohr erreicht, aus überlagerten akustischen Komponenten. Diese entstammen unterschiedlichen Schallquellen und stellen als akustische Objekte die auditorische Szene dar. Auf verschiedenen Verarbeitungsstufen des auditorischen Systems wird dieses Gemisch auditorischer Informationen analysiert, getrennt und die segregierten Komponenten ihren ursprünglichen Quellen zugeordnet. Dabei sind die objektunterscheidenden physikalischen Parameter die Grundlage für die Segregation. Beispiele dieser Parameter sind Frequenz, spektraler Gehalt, Schalldruckpegel und räumliche Orientierung, die den psychologischen Kategorien

1.1. ASPEKTE DES HÖRENS

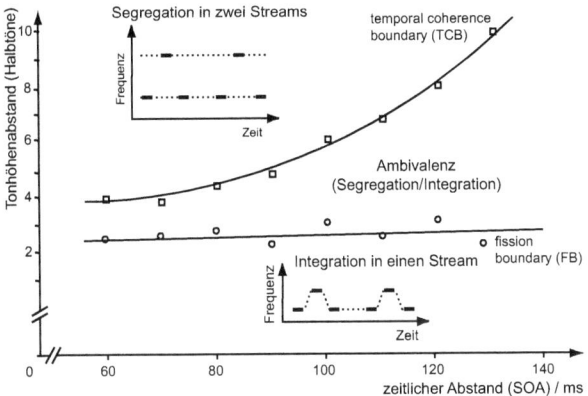

Abbildung 1.2.: Das van-Noorden-Diagramm (nach Bregman (1990)) zeigt die Bereiche der integrierten und segregierten Organisation einer Tonsequenz mit alternierender Tonhöhe, die von dem Bereich ambiger Organisation durch die *fission boundary* und die *temporal coherence boundary* abgegrenzt sind.

Tonhöhe, Klangfarbe, Lautstärke und Richtung entsprechen. Der Prozess der Kategorisierung in separate neuronale und schließlich auch perzeptuelle Repräsentationen des auditorischen Inputs wird *auditorische Objektbildung* genannt (Rahne 2008; Bregman 1990).

Im Alltag ist die auditorische Szene ständigen Veränderungen unterworfen. Diese müssen vom Hörsinn entsprechend gewürdigt und priorisiert werden, ohne die Zugehörigkeit zu den akustischen Quellen zu verlieren. Beim Erkennen von Veränderungen sind zunächst Aufmerksamkeitseffekte bedeutend (Sussman *et al.* 1998; Carlyon *et al.* 2001; Jones *et al.* 1999). Darüber hinaus wurden aber auch aufmerksamkeitsunabhängige neuronale Mechanismen gefunden, die zur Objekterkennung in dynamischen auditorischen Szenen beitragen (Rahne *et al.* 2007; Snyder *et al.* 2006; Sussman 2005; Ritter *et al.* 2000).

In dieser Arbeit soll als ein Aspekt die Bahnung auditorischer Objektbildung im Kontext des Streamings herausgegriffen werden. Um Streaming zu veranschaulichen, sei ein Experiment skizziert, bei dem im einfachsten Fall hohe und tiefe Töne alternierend mit einem kurzen zeitlichen Abstand präsentiert werden (vgl. Abb. 1.2). Die Probanden berichten dabei, dass bei geringem Frequenzabstand die Tonhöhe auf- und abwärts zu springen schien und bei Zunahme des Frequenzabstands ein kritischer Wert erreicht wird, ab dem diese Ordnung scheinbar aufgelöst wird, und verschiedene, nicht zusammenhängende (hohe und tiefe) Tonfolgen wahrgenommen werden. Das auditorische Perzept dieses Streaming-Paradigmas ist somit entweder Integration (ein Stream) oder Segregation (zwei Streams).

Diese Wahrnehmungen sind jedoch nicht immer eindeutig. So existieren Stimulusparameter, bei denen beide Perzepte, Integration und Segregation, möglich sind. In diesem ambigen Bereich des Streamings kann die Wahrnehmung (Segregation bzw. Integration) vom vorhergehenden auditorischen Input abhängen. Diese Form der Bahnung von auditorischer Organisation kann aufmerksamkeitsunabhängig durch elektrophysiologische Messungen nachgewiesen werden (Rahne 2008; Bregman 1990).

1.1.3. Sprachverstehen

Eine wesentliche und die für die tägliche Kommunikation bedeutungsvollste Leistung des Hörsinns ist das Verstehen von Sprache. Das Schallsignal menschlicher Vokale enthält Grundfrequenzen von 100 bis 200 Hz. Für die Vokalunterscheidung sind die ersten beiden Formanten wesentlich. Die Frequenz des ersten Formanten liegt im Bereich von 200 bis 800 Hz, die des zweiten Formanten im Bereich von 600 bis etwa 4000 Hz. Die Frequenzen der Konsonanten, die eher Geräuschcharakter haben, liegen oberhalb der Vokalformanten. Der Frequenzbereich des menschlichen Hörsinns reicht von etwa 20 bis 20000 Hz mit einem Empfindlichkeitsmaximum um 1000 Hz. Hörsinn und Sprachtonlage haben sich im Laufe der Evolution offenbar otpimal angepasst.

Im Kontext des Verstehens von Sprache fällt auf, dass Zahlen auf Grund ihrer hohen phonetischen Redundanz sehr leicht verständlich sind. Dadurch, und weil die Diskriminierungsfunktion einen steilen Anstieg von 0 − 100 % innerhalb 15 dB aufweist, eignen sie sich zur Bestimmung der Sprachverständlichkeitsschwelle. Dahingegen haben Sprachtests, die einsilbige Wörter verwenden, einen flachen Anstieg der Diskriminierungsfunktion von 0 − 100 % innerhalb 30 dB, was ihre Verwendung zur Bestimmung der Sprachverständlichkeitsschwelle limitiert.

Das Verstehen von Sätzen kann mit Hilfe von Satztests wie dem klinisch etablierten Göttinger-, Oldenburger- oder HSM-Satztest gemessen werden. Die Verwendung von wie im Oldenburger Satztest enthaltenen semantisch nicht vorhersagbaren Wortkombinationen hilft, Verfälschungen des Messergebnisses durch Lerneffekte bei häufigeren Messungen zu vermeiden. Die etablierten Sprachtests messen die Sprachverständlichkeit in Ruhe oder im Störlärm. In letzter Zeit wurden auch adaptive Tests entwickelt. Bei diesen wird der Reiz- (oder Störgeräusch-) Pegel entsprechend der Probandenantwort auf den vorherigen Stimulus angepasst. Solche Tests ermöglichen effektive psychoakustische Schwellenmessungen (Wesker *et al.* 2005).

Allen Sprachverständlichkeitstests ist gemein, dass diese nur für Patientengruppen verwendet werden können, die bereits Sprachkenntnisse haben, also die dargebotenen Sprachreize theoretisch kennen müssten. Dies ist insbesondere bei Kindern, aber auch prälingual ertaubten Patienten nicht der Fall. Für die Diagnostik von Kindern kann hierfür in beschränktem Umfang auf einfachere, kindgerechte Stimuli zurückgegriffen werden (z. B. Mainzer Sprachtests). Für Patienten ganz ohne Sprachkenntnisse sind auch diese Tests problematisch.

Für die Gruppe der prälingual ertaubten Patienten bietet sich als eine Alternative die Verwendung von Logatomen an. Je nach Fragestellung können diese sinnfreien ein- oder mehrsilbigen Wörter als Stimuli für verschiedene Testparadigmen verwendet werden. Mit diesen Stimuli können somit Tests zur Messung der Diskriminationsleistung für Vokale oder Konsonanten erstellt werden. Der Vorteil, dass dieses Testmaterial vom Vorwissen über Sprache unabhängig ist, eröffnet die Perspektive, speziell konstruierte Logatomtests zur Fortschrittskontrolle im Rahmen der audioverbalen Therapie bei prälingual ertaubten Trägern von Cochlea-Implantaten (CI) einsetzen zu können (Welge-Lüßen *et al.* 1997).

In dieser Arbeit wird ein psychoakustischer Test entwickelt, der auf der Unterscheidungsleistung von Logatomen basiert, die von ungeschulten Sprechern gesprochen werden. Dieser wird bei Normalhörenden und CI-Trägern evaluiert.

1.1.4. Musikwahrnehmung

Neben der Sprachwahrnehmung ist auch die Musikwahrnehmung eine bedeutende Leistung des Hörsinns. Neben der Wahrnehmung von Tonhöhe, Rhythmus und Lautheit stellen die Identifikation und die Diskrimination von Klangfarbe essentielle Mechanismen in Bezug auf die Musikwahrnehmung dar. Klangfarbe ist eine psychoakustische Wahrnehmungsgröße komplexer Töne. Der klassischen Definition folgend umfasst Klangfarbe alle akustischen Eigenschaften, die nicht exklusiv mit der Wahrnehmung von Tonhöhe, Lautstärke und subjektiver Länge verbunden sind (American Standards Association 1960; Sankiewicz & Budzynski 2007).

Daraus ergibt sich, dass Klangfarbe ein multidimensionaler Parameterraum ist. Bei Normalhörenden wurde dabei der spektrale Gehalt, die spektrale Fluktuation und die Anstiegszeit des Pegels als die dominierenden Parameter identifiziert (McAdams *et al.* 1995; Terasawa *et al.* 2005). Darüber hinaus scheint die Intensitätsfluktuation ein Parameter zu sein, der die Klangfarbenunterschiede von Instrumenten wesentlich prägt (Emiroglu & Kollmeier 2008).

Bei CI-Trägern zeigt sich bisher ein inhomogenes Bild. So konnte keiner der vorgenannten Parameter die Melodieerkennung entscheidend beeinflussen (Cooper & Roberts 2007; Galvin *et al.* 2008). Anderseits konnte jedoch die Klangfarbendiskrimination durch Abstandsvariierung der Stimulationselektroden beeinflusst werden. Somit scheint die Veränderung der spektralen Form zur Wahrnehmung von verschiedenen Klangfarben zu führen (Pressnitzer *et al.* 2005). Eine systematische Aufarbeitung der Bedeutung dieser Parameter erscheint von großer Bedeutung für die Verbesserung der Hörleistungen von CI-Trägern. Daraus ergibt sich die Notwendigkeit spezifischer psychoakustischer Tests, die einzelne Wahrnehmungsleistungen im Kontext von Klangfarbe und Musik messbar machen und für CI-Träger geeignet sind.

Viele Studien verwenden für die Untersuchung von Klangfarbenwahrnehmung Töne, die von realen Instrumenten oder einem Synthesizer aufgenommen wurden (Cusack & Roberts 2000; Emiroglu & Kollmeier 2008; Iverson 1995). Die dabei verwendeten Töne unterscheiden sich dann aber in mehreren Klangfarbendimensionen, was eine systematische Untersuchung der Parameter erschwert.

Um diese Limitierung zu überwinden, müssen synthetische Stimuli generiert werden, deren Parameter sich gut kontrollieren lassen. Mit diesen Stimuli lassen sich dann stufenlose Klangfarbenunterschiede parameterspezifisch generieren, ähnlich einem Morphing-Prozess für reale Klänge (Emiroglu & Kollmeier 2008; Tellman *et al.* 1995) und die individuellen Unterscheidungsschwellen (Just-noticeable difference (Moore 1974)) messen.

Das Ziel dieser Arbeit ist es, einen Test zu entwickeln und zu evaluieren, der genau diese beiden Vorteile vereint: Die eindimensionale Skalierbarkeit von Klangfarbenunterschieden in stufenloser Auflösung.

1.1.5. Die Mismatch Negativity als Werkzeug in der Audiologie

In alltäglichen Hörsituationen ändert sich der auditorische Input ständig. Um diese Veränderungen ohne permanente Aufmerksamkeit zu detektieren, ist ein präattentiv arbeitender, neuronaler Prozess notwendig. Als ein Korrelat für einen solchen neuronalen Vergleichsprozess, der Unregelmäßigkeiten in einer Serie gleicher Stimuli detektiert, wurde die Mismatch-Negativity (MMN) beschrieben (Picton *et al.* 2000). Als negative Komponente der akustisch evozierten Potentiale tritt die maximale Amplitude im Latenzbereich von 100 bis 200 ms nach der Veränderung in der Stimulussequenz auf. Sie wird durch jegliche unterscheidbare Veränderungen in einer regelmäßigen Folge auditorischer Stimuli evoziert und kann auch ohne Aufmerksamkeit der Probanden auf die Stimuli elektrophysiologisch gemessen werden (Giard *et al.* 1995).

Veränderungen, die eine MMN auslösen, können Frequenz-, Dauer- und Intensitätsänderungen sein. Aber auch komplexere Veränderungen können eine MMN auslösen. Bekannt sind hierbei u. a. phonetische Unterschiede, Auslassen eines Stimulus, Umkehr der Frequenzmodulationsrichtung oder Veränderungen in der Reihenfolge von Stimuli (Rahne 2008).

Die möglichen Anwendungsgebiete der MMN reichen von der Pädiatrie und Neuropädiatrie über die Sprach- und Sprecherziehung (Dyslexie) bis hinein in die Psychiatrie (Alkoholismus, Schizophrenie) und die Neurologie. Auch das Leistungsvermögen technischer Hörhilfen wie Cochlea-Implantaten und Hörgeräten kann mit ihrer Hilfe untersucht werden (Näätänen & Escera 2000).

Für die in dieser Arbeit verwendeten Messparadigmen ist bedeutend, dass die MMN durch veränderte Sprachstimuli ausgelöst werden kann (Kraus *et al.* 1993b). Zudem wurde durch Kontext-Änderungen von auditorischen Stimuli gezeigt, dass die MMN an der Detektion solcher Änderungen beteiligt ist. Somit können Messparadigmen im Kontext der auditorischen Szenenanalyse konstruiert werden (Ritter *et al.* 2000; Rahne 2008). Dabei ist die MMN generell auf das Erkennen einfacher auditorischer Merkmale ausgerichtet und bietet die Basis für eine nachfolgende attentive Verarbeitung, die auf die ausgewählten Streams gerichtet ist.

Derzeit wird die MMN als ein mögliches klinisches Werkzeug zur Untersuchung der Sprachwahrnehmungsfähigkeiten junger Kinder und CI-Träger eingesetzt, auch wenn diese prälingual ertaubt sind (Jordan *et al.* 1997; Kraus *et al.* 1993a, b).

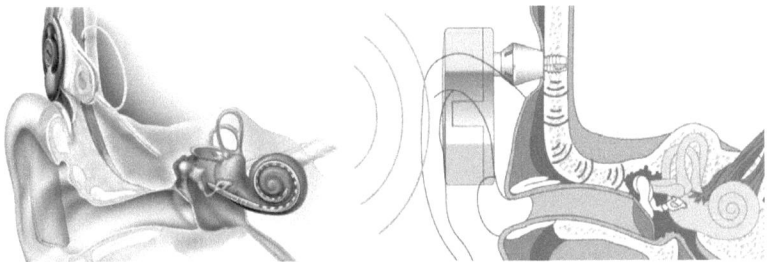

Abbildung 1.3.: Links: CI-System mit Audioprozessor, Implantat und Elektroden. Rechts: Knochenverankertes Hörsystem (Bilder: Cochlear Ltd.).

1.2. Aktive Hörimplantate

Zur Versorgung von Patienten, die an einer Hörstörung leiden werden verschiedene technische Hilfsmittel verwendet. Dabei werden diese durch die verschiedenen Wege der Signalübertragung unterschieden. Neben den Hörgeräten, die den Schall verstärken und danach wieder akustisch meist in den Gehörgang abgeben soll in dieser Arbeit der Fokus auf zwei klinisch relevante aktive Hörimplantate gelegt werden.

1.2.1. Knochenverankertes Hörimplantat

Patienten, deren Schallübertragung durch Luftleitung oder ein defektes Mittelohr nicht möglich ist, werden häufig mit einem knochenverankerten Hörimplantat (Bone Anchored Hearing Aid, BAHA) versorgt (vgl. Abb. 1.3). Dieses besteht aus einer implantierten Titanschraube, die in den Schädelknochen implantiert wird und dort einwächst. Ein elektromechanischer Prozessor wird über eine perkutane mechanische Verbindung angekoppelt. Der Schall kann somit über die Schädelknochen zur Cochlea geleitet werden, um diese mechanisch zu stimulieren (Hakansson *et al.* 1985; Snik *et al.* 2005).

Ein Vorteil dieser implantierbaren Hörprothese ist die Möglichkeit, präoperativ den Versorgungserfolg zu simulieren. Dabei wird der Prozessor mit einem auf die Kopfhaut drückenden Teststab oder einer Testplatte verbunden. Der Patient kann dann über die

Knochenleitung hören, wobei hier jedoch ein geringer Energieverlust durch die elastische Kopplung an die Kopfhaut berücksichtigt werden muss (Verhagen et al. 2008).

1.2.2. Cochlea-Implantat

Patienten mit einer hoch- oder höchstgradigen Innenohrschädigung können von einem Cochlea-Implantat (CI) profitieren. Hierbei werden die Fasern des Hörnervs direkt elektrisch stimuliert (vgl. Abb. 1.3). Wurden die ersten Mehrkanalelektroden in den 1970er Jahren entwickelt, gehört die Versorgung mit einem CI heutzutage immer häufiger zum Therapiespektrum spezialisierter tertiärer Versorgungseinrichtungen. Nicht zuletzt die stetig fortschreitende technische Entwicklung, die von Herstellern mit großen Anstrengungen unternommen wird, führte dazu, dass in letzter Zeit die Indikationskriterien für die Versorgung mit einem CI großzügiger gefasst werden können. So können heutzutage auch resthörige oder einseitig ertaubte Patienten von der Versorgung mit einem CI profitieren.

Nach der Implantation und der Wundheilungsphase beginnt die Phase der Habilitation des Hörens. Der kognitive Höreindruck, der durch das CI entsteht, weicht von dem des physiologischen Hörens Normalhörender ab. Betroffene müssen daher nach der Implantation zunächst lernen, den neuen Sinneseindrücken die entsprechende auditorische Bedeutung zuzumessen. Dies geschieht durch audioverbales Training, basierend auf einer individuellen Programmierung des CI-Systems.

Funktionsweise des CI

Um durch ein CI einen Höreindruck zu erzeugen, wird ein komplexer Signalverarbeitungspfad durchlaufen. Zunächst werden die Schallwellen von den Mikrofonen des CI-Audioprozessors aufgenommen. Dieser digitalisiert das komplexe Signal. Durch die im Audioprozessor befindlichen Mikroprozessoren wird das Signal analysiert, gefiltert und reduziert. Nach einer Vorverarbeitung, die der in Hörgeräten ähnelt und zum Beispiel eine Störgeräuschunterdrückung und eine Dynamikompression enthalten kann, wird das digitale Signal auf eine Trägerfrequenz moduliert und zu einer außen an der Kopfhaut befindlichen Induktionsspule geleitet. Diese sendet das Signal induktiv zur an gleicher Stelle unter der Kopfhaut befindlichen Empfängerspule des Implantats. Neben dem kodierten Schallsignal wird hierdurch auch die für den Betrieb des Implantats notwendige Energie übertragen. Die im Implantatgehäuse befindlichen Mikroprozessoren dekodieren das empfangene Signal, erzeugen ein Pulsmuster und leiten dieses an die Elektroden, die an verschiedenen Stellen des in die Cochlea geschobenen Elektrodenträgers positioniert sind. An den Elektroden werden elektrische Felder erzeugt, die in den Nervenfasern des Hörnervs im Modiolus Aktionspotentiale auslösen. Die für den Stromfluss notwendige Referenzelektrode befindet sich entweder am Gehäuse des Implantats oder an der Spitze einer weiteren, extracochleären Elektrode unter dem Temporalismuskel. Vom Hörnerv werden die Signale als Erregungsmuster auf dem physiologischen Pfad, der Hörbahn, weitergeleitet und führen schließlich zu einem kognitiven Höreindruck (Clark 2000).

Ein CI ersetzt somit weitestgehend die Funktion der inneren Haarsinneszellen. Um das Erregungsmuster des Hörnervs dem physiologischen Hören möglichst ähnlich zu erzeugen, werden verschiedene Kodierungsstrategien eingesetzt. Diese setzen das analoge akustische Schallsignal in eine elektrische Pulsfolge für die einzelnen Elektroden um. Hierbei spielt insbesondere die Pulsrate eine große Rolle, die zunehmend auch die Feinstruktur des Schallsignals repräsentieren kann und damit auch die Musikwahrnehmung verbessert.

1.3. Fragestellung

Auf dem Gebiet der Audiologie ergeben sich im Kontext der Optimierung von Hördiagnostik, der hörverbessernden Therapien sowie der Versorgung mit Hörgeräten und -implantaten viele, vorwiegend interdisziplinäre Fragestellungen. In dieser Arbeit sollen neben der Aufklärung komplexer auditiver Mechanismen auch mit konzeptionellen und experimentellen Ansätzen grundlegende Methoden der audiologischen Diagnostik weiterentwickelt werden. Diese werden dann an hörgesunden Probanden und geeigneten Patientenkollektiven evaluiert.

Im Bereich der auditorischen Wahrnehmung wurde zunächst in einer experimentellen Studie der Frage nachgegangen, ob sich das Perzept einer komplexen akustischen Szene durch geeignete akustische Stimulation bahnen lässt. Des Weiteren wurde die Dynamik dieses Prozesses untersucht (vgl. Kap. 2.1 und Rahne & Sussman (2009)).

Bei der Versorgung von schwerhörigen Patienten mit einem knochenverankerten Hörsystem erfolgt die Versorgungskontrolle bisher nur subjektiv. Insbesondere bei Kindern und unkooperativen Patienten stellt sich dieses jedoch als schwierig oder nicht durchführbar dar. Hier wurde in einer experimentellen Studie untersucht, inwieweit sich die Messung der Aufblähkurve durch akustisch evozierte Potentiale realisieren lässt, um dadurch Rückschlüsse auf die Programmierung der Geräte ziehen zu können (vgl. Kap. 2.2 und Rahne *et al.* (2010a)).

Bei der Gruppe der Patienten, die mit einem Cochlea-Implantat (CI) versorgt sind, besteht neben der Verwendungsmöglichkeit objektiver Diagnostikmethoden, deren Ergebnisse nicht von der Mitarbeit des Patienten abhängig sind auch ein Bedarf an Weiterentwicklung von Sprachtests, deren Aussagen zum Sprachverstehen nicht vom lexikalischen Vorwissen der oftmals prälingual ertaubten Patienten abhängig sind. Hierzu wurde ein entsprechender Logatom-Diskriminationstest entwickelt und in einer experimentellen Studie an CI-Trägern und Normalhörenden evaluiert und mit den Ergebnissen der Messung der Mismatch Negativity als ereigniskorreliertes Potential verglichen (vgl. Kap. 2.3 und Rahne *et al.* (2010c)).

Ein weiterer Aspekt des Hörens ist die Klangfarbenwahrnehmung. Insbesondere bei CI-Trägern besteht hier noch Entwicklungsbedarf, um auch diesen Patienten eine gute Musikwahrnehmung zu ermöglichen. Um die Klangfarbenwahrnehmung systematisch untersuchen zu können, wurde ein psychoakustischer Test entwickelt und an Normalhörenden sowie CI-Trägern evaluiert. Dabei werden synthetisch generierte Klänge erzeugt, die sich als Weiterentwicklung bisheriger kognitiver Ansätze nur in einer Klangfarbendimension, dem spektralen Gehalt unterscheiden. Dieser kann dabei stufenlos skaliert (gemorpht) werden (vgl. Kap. 2.4 und Rahne *et al.* (2010b, 2011)).

Mir diesen Fragestellungen greift diese Arbeit aktuelle Aspekte der Hörforschung auf und widmet sich sowohl Aspekten der Grundlagenforschung als auch klinischen Aspekten. Dabei wird insbesondere der Frage nachgegangen, inwieweit mit diesen neuen Entwicklungen die Therapie von Hörstörungen optimiert werden können.

2. Klinische und methodische Studien

2.1. Beeinflussung der auditorischen Objekterkennung

2.1.1. Hintergrund und Fragestellung

Bei der Beurteilung von auditiven Leistungen sind neben den basalen Leistungen wie der Frequenz- und Intensitätsdiskrimination auch komplexere Leistungen wie das Sprachverstehen von Bedeutung. Im Kontext der komplexen Leistungen wird auch die Auditorische Szenenanalyse betrachtet (vgl. Kap. 1.1.2). Stimulusfolgen, die aus abwechselnder Präsentation von Tönen unterschiedlicher Tonhöhe bestehen werden in Abhängigkeit vom Frequenzabstand der Töne und dem Interstimulusintervall perzeptuell zu einem Stream integriert oder bei großem Frequenzabstand als zwei segregierte Streams wahrgenommen. Zwischen diesen beiden eindeutigen Bereichen existieren Parameterkombinationen, die beide Perzepte erzeugen können (Bregman 1990; van Noorden 1975). In diesem ambigen Bereich des Streamings ist neben der aufmerksamkeitsbasierten Steuerung des Perzepts auch eine Beeinflussung von Stimuluseigenschaften bekannt (Sussman & Steinschneider 2006). So können Stimulusrepräsentationen im sensorischen Gedächtnis die Organisation der nachfolgend eintreffenden Stimuli verändern. Diese Bahnung (Priming) von auditorischer Perzeption geschieht bereits auf frühen Stufen der kortikalen auditorischen Verarbeitung.

In einer experimentellen Studie wurde daher der Frage nachgegangen, ob sich das auditorische Perzept aufmerksamkeitsunabhängig durch Bahnung wiederholt umschalten lässt. Zudem wurde untersucht, ob die Dynamik dieses Prozesses symmetrisch ist, also somit die Zeiten bis zur Etablierung des jeweils veränderten Perzepts gleich sind (Rahne & Sussman 2009).

2.1.2. Studiendesign

Dreizehn normalhörenden Probanden wurde eine komplexe auditorische Szene über Kopfhörer präsentiert. Abb. 2.1 zeigt das verwendete Stimulationsparadigma. Es wurden Sinustöne mit drei verschiedenen Frequenzen generiert, von denen die zwei höheren (B, C) randomisierte Lautstärkepegel aufwiesen. Die Präsentation des tiefen Tones (A) folgte einem Oddball-Paradigma mit Pegeldevianten. Im Testblock wurde eine ACC-CACCC... Stimulusfolge präsentiert, deren auditorische Organisation *per se* ambig ist, also entweder als ein Stream (integriert) oder als zwei segregierte Streams (A—A—..., -CCC-CCC) wahrgenommen werden kann. Diesen Testblöcken wurden alternativ zwei Bahnungsblöcke vorangestellt. In dem einem Bahnungsblock wurde nur die aus den tiefen Tönen bestehende Folge (A—A—...) präsentiert mit dem Ziel, eine segregierte auditorische Organisation der Stimuli im Testblock zu bahnen. Wenn dem gleichen Testblock eine Bahnungs-Sequenz mit einer integrierenden Tonfolge, bestehend aus Tönen der tiefen und der hohen Frequenz (ABBBABBB...) vorangestellt wurde, sollte dieses Perzept auch im Testblock erhalten bleiben (Integration). Das jeweilige auditorische präattentive Perzept wurde mit der Mismatch Negativity überprüft (vgl. Kap. 1.1.5). Dazu wurde eine 32-kanalige EEG-Ableitung durchgeführt und nach reizkorrelierter Mittelung das EEG offline analysiert. Weitere Details finden sich in Rahne & Sussman (2009).

2.1.3. Bahnung von auditorischer Organisation

Die Ergebnisse der Studie zeigen, dass in allen ambigen Testblöcken nach segregierenden Bahnungsblöcken eine MMN nachweisbar ist. Diese bleibt auch in dem jeweils ersten beiden darauf folgenden Bahnungs- und Testblock bestehen. Erst ab dem zweiten integrierenden Bahnungblock ist keine MMN mehr nachweisbar (vgl. Abb. 2.1).

Da sich die MMN als präattentiver Indikator für ein Streaming-Perzept eignet, können diese Ergebnisse dahingehend interpretiert werden, dass sich neurophysiologische Korrelate von Deviant-Detektion einer sich dynamisch ändernden akustischen Umgebung anpassen. Weil die Stimulation in den Testblöcken immer gleich war, sind die beeinflussenden Stimuli den Bahnungsblöcken zuzuschreiben. Diese führten zu einer integrierten

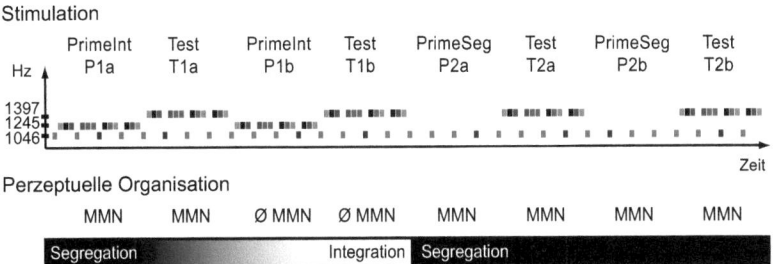

Abbildung 2.1.: Schematische Darstellung der akustischen Stimulation. Blöcke die eine integrierte (1 Stream) oder segregierte (2 Streams) Wahrnehmung bahnen wechseln sich mit Testblöcken *per se* ambiger Wahrnehmung ab. Die Grautöne der Stimulussymbole kodieren den Schalldruckpegel und kennzeichnen somit das oddball-Paradigma. Die jeweils durch den tieffrequenten Stream evozierte MMN zeigt eine Beeinflussung des ambigen Perzepts, die im Zeitverlauf asymmetrisch ist.

oder segregierten perzeptuellen Organisation der in der ambigen Szene enthaltenen Stimuli. Bei ambigen akustischen Szenen beeinflussen offenbar vorausgehende akustische Stimuli die perzeptuelle Organisation der folgenden Stimuli.

Die Ergebnisse demonstrieren zudem einen dynamischen, adaptiven Prozess und legen damit Rückkopplungsmechanismen nahe, die auf den vorhergehenden Stimulusrepräsentationen basieren und die mit neuen Stimuli verbundene neuronale Aktivität beeinflussen. Solche Feedback-Modelle wurden bereits für Aufmerksamkeitsmodulationen in rezeptiven Feldern des auditorischen Kortex von Tieren gezeigt (Fritz *et al.* 2007; Rahne *et al.* 2008; Weinberger 2004). Aber auch durch visuelle Stimuli konnte die Organisation ambiger auditorischer Szenen verändert werden (Rahne *et al.* 2007, 2008; Rahne & Sussman 2009). Die hier gezeigten Feedback-Mechanismen werden jedoch nicht notwendigerweise durch Aufmerksamkeit, sondern eher durch Stimuluseigenschaften gesteuert.

2.1.4. Dynamik und Asymmetrie der Bahnung

Ein weiteres Ziel der Studie war, den Zeitverlauf der Bahnungswirkung auf den Wechsel zwischen segregierter und integrierter auditorischer Organisation zu untersuchen. Die auch in den Bahnungsblöcken enthaltenen Pegeldevianten sollten eine MMN als neurophysiologischen Indikator für eine segregierte perzeptuelle Organisation evozieren. Ein Fehlen des MMN-Nachweises in einem Bahnungsblock würde eine noch bestehende integrierte Organsisation anzeigen. Auf Grund der Vorarbeiten von Sussman & Steinschneider (2006) wurde ein symmetrischer Wechsel der perzeptuellen Organisation innerhalb der ersten 7 ms der Bahnungsblöcke erwartet.

Die Analyse der Messergebnisse (vgl. Abb. 2.1) zeigt, dass die Segregation als perzeptuelle Organisation auch dann noch erhalten bleibt, wenn schon integrierend wirkende Bahnungsblöcke präsentiert werden. Auch in dem ersten Testblock nach integrierender Bahnung ist noch eine MMN nachweisbar, die durch die Pegeldevianten der tiefen Tönen evoziert wurde. Erst nach dem zweiten integrierend wirkenden Bahnungsblock ist keine MMN mehr nachweisbar, was für einen Wechsel zur neuronalen Organisation aller Stimuli als ein integrierter Stream spricht. Im Gegensatz dazu tritt der Wechsel von der integrierten zu segregierten Organisation sofort nach dem ersten segregierenden Bahnungsblock auf, was durch das Auftreten der MMN im folgenden ambigen Testblock belegt wird.

Die vorliegenden Ergebnisse deuten auf einen asymmetrischen Wechsel zwischen der auditorischen Organisation als ein integrierter oder zwei segregierte Streams hin. Die neurophysiologischen Representationen zeigen einen eher schnellen bahnungsbedingten Wechsel von Integration zu Segregation und im Gegensatz dazu einen eher graduellen Übergang von Segregation zu Integration. Die segregierte Organisation wird demzufolge deutlich länger als die integrierte Organisation gehalten. Mögliche Erklärungen sind eine starke Nachhaltigkeit der segregierten Organisation oder eine schwächere integrierende Bahnungswirkung der Stimuli im Vergleich zum segregierenden Bahnungsblock. Die starke Nachhaltigkeit wäre möglicherweise eine Ursache dafür, dass einmal detektierte auditorische Objekte in ihrer perzeptuellen Repräsentation stabiler sind als unzusammenhängende auditorische Informationen.

2.1.5. Zusammenfassung

Es konnten kontextabhängige neuronale Antworten auf einen einzelnen Stimulus (den Pegeldevianten) gezeigt werden, die durch eine dynamische akustische Szene verändert wurden. Die jeweilige Repräsentation im sensorischen Speicher bildet dabei die Basis für die Bewertung des neuen eintreffenden Inputs als Korrelat eines kontextabhängigen neuronalen Prozesses, der die Form der Kodierung neu eintreffender Informationen im auditorischen Speicher beeinflusst. Damit wird eine schnelle Form auditorischer Plastizität nachgewiesen, bei der, wenn die auditorische Szene ambig ist, der langfristige Stimuluszusammenhang den jeweils aktuellen Zustand der neuronalen Aktivität beeinflusst.

Dieser flexible, adaptive Prozess hat große Bedeutung in Alltagssituationen, um stabile auditorische Repräsentationen der Umwelt zu erstellen. Es bleibt zu klären, inwieweit die Signalverarbeitungsstrategien von aktiven Hörimplantaten und insbesondere die Sprachkodierungsstrategien von Cochlea-Implantaten diesen Zusammenhang positiv oder negativ beeinflussen. Damit würde sich die neuronale Representation der auditorischen Szene und damit auch die auditive Leistungsfähigkeit der Patienten verändern. Diese Überlegungen finden zwar ihren Niederschlag in der Bereitstellung von Regelschleifen mit langer und kurzer Zeitkonstanten, würde aber auch in der Weiterentwicklung von Algorithmen zur Feature-Extraktion zu einer weiteren Optimierung des Versorgungserfolgs von Patienten mit aktiven Hörimplantaten beitragen können.

2.2. Objektive Hörschwellenmessung bei Stimulation über knochenverankerte Hörsysteme

2.2.1. Subjektive und objektive Hörschwellenbestimmung

Im Kontext der klinischen Diagnostik von Hörschäden ist die Bestimmung der Hörschwelle von essentieller Bedeutung. Idealisiert betrachtet bildet diese die Schalldruckpegel, bei denen jeweils von 50% der Stimuli ein Höreindruck ausgelöst wird in Abhängigkeit von der Frequenz der Stimuli ab. Die Hörschwelle wird in der klinischen Routine meist subjektiv gemessen. Dabei gibt der Patient durch Handzeichen an, ob ein Höreindruck vorhanden ist oder nicht. Das statische psychoakustische Verfahren zur Ermittlung des 50%-Punktes der psychometrischen Funktion wird dabei jedoch auf Grund zeitlicher Restriktionen durch ein Eingabelungsverfahren ersetzt, bei dem der Schalldruckpegel der Stimuli kontinuierlich erhöht und reduziert wird.

Bei Schwerhörigen sind die subjektiv gemessene frequenzabhängige Hörschwelle und der daraus ableitbare Hörverlust die Basis für die Versorgung und Programmierung von Hörgeräten. Die notwendige Verstärkung des Schalldrucks wird dabei in den betroffenen Frequenzbändern an den individuellen Hörverlust angepasst. Nach optimaler Programmierung sollte die unter Benutzung der Hörhilfe ermittelte Hörschwelle (Aufblähkurve) der Hörschwelle Normalhörender entsprechen.

In einigen Patientengruppen stellt sich die subjektive Bestimmung der Hörschwelle als schwierig oder nicht durchführbar dar. So weicht bei jungen Kindern die durch spielaudiometrische Verfahren bestimmte Hörschwelle deutlich von der tatsächlichen Hörschwelle ab (Mrowinski & Scholz 2006). Auch unkooperative Patienten, die eine für die audiologische Diagnostik relevante Komorbidität aufweisen oder sich in gutachterlichen Untersuchungen aggravierend verhalten, geben die subjektive Hörschwelle nicht zuverlässig an. Hier werden Methoden benötigt, um die Hörschwelle als Grundlage für Folgemaßnahmen objektiv ermitteln zu können.

Ein geeignetes Verfahren stellt die Messung akustisch evozierter Potentiale (AEP) dar. Durch die akustische Stimulation sowie deren neuronaler Weiterleitung und Verarbeitung erfährt das EEG Veränderungen, die zeitlich mit dem Stimulus korreliert sind (Eggermont 2007). In Abhängigkeit vom Ort der Generierung auf der neuronalen Hörbahn weisen die AEP Peaks mit spezifischen Latenzen und Amplituden auf. So stellen sich die im Hirnstamm generierten frühen AEP (FAEP) als Abfolge vertex-positiver Wellen dar, die in den ersten 15 ms nach Beginn eines transienten Stimulus messbar sind. Bei Verwendung von Click-Reizen als Stimuli ist eine frequenzspezifische Messung nicht möglich. Die frequenzabhängige Hörschwelle kann mittels der Potentiale, die durch stationäre oder Notched-Noise-Stimuli sowie bandbegrenzte Chirp-Stimuli evoziert werden, abgeschätzt werden. Die FAEP haben in der Klinik und beim Neugeborenenhörscreening weite Verbreitung gefunden (Burkard & Don 2007).

Generiert von neuronalen Strukturen im oder nahe des auditorischen Kortex, sind die späten AEP (SAEP) ebenfalls von großem klinischen Interesse (Martin 2007). Durch ihre im Vergleich zu den FAEP größere Latenz können sie durch Töne oder auch durch Sprachstimuli ausgelöst werden. Sie unterliegen bis etwa zum sechsten Lebensjahr einer Reifung und können nur bei wachen Patienten ausgelöst werden. Zur Bestimmung der Hörschwelle wird der P1-N1-P2-Komplex als Wellenform mit einer Latenz von 50 bis 175 ms verwendet (Cone-Wesson & Wunderlich 2003; Hyde 1997).

2.2.2. Elektrophysiologische Studie

Bei Patienten mit einem Hörgerät und somit auch bei den Nutzern eines knochenverankerten Hörimplantats werden die akustischen Stimuli durch die Hardware und die Algorithmen der Prozessoren im Hörgerät verarbeitet. Da deren Spezifikation den Herstellern vorbehalten ist, kann die daraus entstehende Veränderung des zu applizierenden akustischen Stimulus nur bedingt kalkuliert werden. Damit verändern sich auch die Eigenschaften der akustisch evozierten Potentiale unvorhersehbar. Betrachtet man nun speziell das knochenverankerte Hörsystem BAHA (Cochlear Ltd., Australia), muss weiterhin ein elektrischer Artefakt in Betracht gezogen werden, der durch die Magnetspule des Vibrors entsteht und das EEG überlagert.

Eine große Gruppe der mit BAHA versorgten Patienten stellen die Kinder dar. Um deren Versorgungserfolg präoperativ abschätzen zu können, besteht die Möglichkeit den BAHA-Prozessor an einer in ein Stirnband eingefasste Kunststoffplatte zu befestigen (BAHA Softband). Diese liegt auf dem Mastoid auf und versetzt es in Schwingungen. Als eine *per se* reversible Methode und eignet sie sich damit für den Ergebnisvergleich von Hörschwellen mit der Stimulation ohne BAHA.

Methoden

Es wurde eine klinische Studie an zehn normalhörenden, erwachsenen Probanden durchgeführt (Rahne *et al.* 2010a). Dabei wurden sowohl FAEP als auch SAEP gemessen, wobei eine in der klinischen Routine übliche Elektrodenkonfiguration verwendet wurde. Für die Bestimmung der FAEP wurden sowohl über den Audioeingang eines BAHA Intenso Geräts als auch über Kopfhörer Klick-Stimuli mit einer Rate von $24\,Hz$ präsentiert. Neben dem Amplituden- und Latenzverlauf der Welle V in Abhängigkeit vom Stimulationspegel wurden die elektrophysiologischen Schwellen für jeden Probanden bestimmt. Zur Bestimmung der SAEP wurden $500\,ms$-Töne mit einer Frequenz von entweder $1\,kHz$ oder $2\,kHz$ mit einer Rate von $0,5\,Hz$ präsentiert. Die Amplituden der Wellen N1 und P2 und die elektrophysiologischen Schwellen wurden auch hierbei für jeden Probanden bestimmt. Weitere Details zu den Stimulations- und Messprotokollen finden sich in Rahne *et al.* (2010a).

Einfluss des BAHA auf die Potentialkurven

Die Ergebnisse (Abb. 2.2) zeigen, dass sich die Potentialverläufe im Latenzbereich der FAEP durch die Verwendung des BAHA-Prozessors von denen mit Stimuluspräsentati-

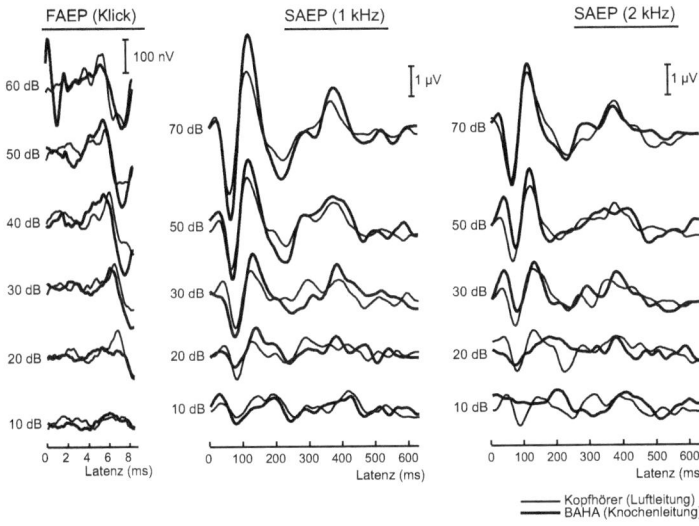

Abbildung 2.2.: FAEP- und SAEP-Antworten als Gruppenmittelwert im Pegelverlauf. Dargestellt sind die Verläufe bei Stimulation über Kopfhörer (dünne Linie) und BAHA (dicke Linie). Die FAEP-Messungen sind um die durch den BAHA-Prozessor verursachte Latenzverschiebung korrigiert. Für die FAEP und die SAEP-Messung sind die jeweiligen Antwortkurven vergleichbar. Nur bei der FAEP-Messung mit dem Stimulationspegel von 60 dB HL ist ein Stimulationsartefakt erkennbar.

on über den Kopfhörer unterscheiden. Zum einen zeigten sich bei hohen Stimulationspegeln Artefakte, die durch den elektromagnetischen Wandler bedingt sind und nur bei der ipsilateralen Ableitung nachweisbar waren. Da diese bis zu einer Latenz von etwa 6 ms andauerten, kann eine sichere Identifizierung der Antwortpotentiale hier nicht erfolgen. Bei Stimulationspegeln unter 60 dB HL traten diese Artefakte nicht auf. Zum anderen wurden die Antwortpotentiale mit einer Latenzverschiebung von $(3{,}47 \pm 0{,}48)$ ms registriert. Diese Latenzverschiebung wird auf die Signalverarbeitungsprozesse im BAHA-Prozessor zurückgeführt und war für alle Stimulationspegel konstant. Die zudem beobachtete interindividuelle Varianz der Lantenzverschiebung kann durch die nicht klar definierbare Ankopplung des BAHA-Prozessors an den Schädel erklärt werden (Sohmer & Freeman 2001).

Bei der Messung der SAEP war eine gute Übereinstimmung der Potentialverläufe zwischen den beiden Messungen, bei denen über Kopfhörer oder BAHA stimuliert wurde, erkennbar. Die Kurven für die Messung mit BAHA wiesen keine Stimulationsartefakte auf. Die Potentialkomponenten P1, N1 und P2 konnten bei allen Messungen klar identifiziert werden, waren jeweils in Amplitude und Latenz vergleichbar und wiesen bei Stimulation über BAHA keine erkennbare Latenzverschiebung auf.

Hörschwellenbestimmung bei Stimulation über BAHA

Bei der Messung der FAEP-Schwellen zeigte sich, dass die individuellen Schwellen bei Stimulation über BAHA bei allen Probanden sicher bestimmbar waren aber im Mittel um etwa 8 dB im Vergleich zur Stimulation über Kopfhörer erhöht waren. Diese Erhöhung kann unter anderem auf den bekannten Einfluss der transkutanen Ankopplung des BAHA zurückgeführt werden, die durch die Dämpfungswirkung der Haut den Schalldruckpegel um 5 bis 20 dB absenkt (Gründer *et al.* 2008; Tjellström & Hakansson 1995).

Bei der Schwellenbestimmung mittels SAEP wurden im Ergebnis Schwellen von etwa 20 dB HL gemessen. Diese Erhöhung kann nicht allein mit dem Effekt der transkutanen Ankopplung erklärt werden. Hier steht eher im Vordergrund, dass die Mittelwertkurve der Messung bei einem Stimulationspegel von 10 dB HL einen teilweise hohen Rausch-Anteil hatte. Hierdurch waren die Potentialantworten nicht sicher detektierbar. Die Potentiale konnten somit nur bei Pegeln von 20 dB HL oder höher letztmalig detektiert werden, was mit der Messung mit Stimulation über Kopfhörer übereinstimmt und somit nicht im Widerspruch zu den Ergebnissen der FAEP-Messungen steht. Durch Messungen mit höherer Pegelauflösung und mehr Mittelungen könnte die Hörschwelle im individuellen Fall genauer bestimmt werden.

2.2.3. Schlussfolgerung

Es konnte nachgewiesen werden, dass durch die Stimulation über einen BAHA-Prozessor die Potentialschwelle sowohl für die FAEP als auch für die SAEP grundsätzlich sicher bestimmbar ist und für Normalhörende mit den subjektiven Hörschwellen übereinstimmt. Durch die Verwendung des BAHA-Prozessors können insbesondere bei den FAEP Veränderungen im Potentialverlauf auftreten (Stimulationsartefakt, Latenzverschiebung). Bei der Schwellenbestimmung ist jedoch nicht die Erzeugung musterhafter Potentialverläufe sondern lediglich der Potentialnachweis das primäre Ziel der Messung. Somit kann durch die vorliegenden Ergebnisse von einer Anwendbarkeit der FAEP und SAEP zur objektiven Hörschwellenbestimmung ausgegangen werden. Eine Übertragung auf andere aktive Hörimplantate und Hörgeräte ist bei ähnlichen internen Signalverarbeitungsstrategien durchaus möglich.

2.3. Logatom-Diskriminationstest für CI-Träger

2.3.1. Vorbetrachtungen

Das Hauptziel bei einer Versorgung von Patienten mit aktiven Hörimplantaten ist die Herstellung beziehungsweise Wiederherstellung eines suffizienten Sprachverstehens. Insbesondere bei CI-Trägern ist daher eine valide Untersuchung des Sprachverstehens essentiell, um auch Entwicklungsschritte der audioverbalen Therapie beurteilen zu können. Hierbei ist bekannt, dass die Ergebnisse, die klinisch etablierte sprachaudiometrische Verfahren liefern, eine breite interindividuelle Verteilung aufweisen (Wilson & Dorman 2007). Die meisten dieser Tests untersuchen zudem das Sprachverstehen, also das Ergebnis auf einer hohen perzeptiven Ebene mit vom Vorwissen abhängiger Bedeutungszumessung. Dies schränkt ihre Verwendbarkeit zur Untersuchung prälingual ertaubter CI-Träger ein, da ihre Perzeptionsfähigkeiten für gesprochene Sprache zunächst sehr eingeschränkt sind und durch deren prälinguale Ertaubung kein Wissen über Sprache vorausgesetzt werden kann. Hier zeigt sich der Bedarf für Sprachtests, die nicht primär vom Grad der Spracherfahrung abhängig sind. Ähnlich wie hörende Kinder während ihrer Sprachentwicklung mit einem eigenen Testmaterial diagnostiziert werden, werden entsprechende Tests für CI-Träger benötigt. Hierbei scheinen Tests Erfolg versprechend, die gezielt die basalen Fähigkeiten der Sprachverarbeitung wie die Diskrimination verschiedener Sprecher oder Logatome untersuchen (Welge-Lüßen *et al.* 1997). Ein weiterer Aspekt ist, dass die in deutscher Sprache verfügbaren Tests Zahlen, Wörter und Sätze als Testmaterial enthalten, die von geschulten Sprechern aufgenommen worden. Die so generierten Stimuli weichen von den realitätsnahen, alltagsrelevanten Sprachstimuli deutlich ab. Mit einem Sprachtest, der solche Stimuli verwendet ist somit das Hören in Alltagssituationen potentiell besser beurteilbar (Wesker *et al.* 2005).

Neben der Weiterentwicklung von Sprachtests besteht ein Bedarf für objektive Tests, deren Ergebnisse zusätzlich nicht von der Mitarbeit des Patienten abhängig sind. Hier bieten sich elektrophysiologische Verfahren an (vgl. Kap. 1.1.5). So wurden Korrelationen zwischen dem Sprachverstehen und den auditorisch evozierten Potentialen N1, P2, P3, und der Mismatch Negativity (MMN) nachgewiesen (Kraus *et al.* 1993b; Ponton *et al.* 2000; Groenen *et al.* 2001).

Als neuen Baustein im Spektrum der Sprachtests wurde in dieser Arbeit ein Logatom-Diskriminationstest entwickelt. Dieser wurde zunächst an Normalhörenden und CI-Trägern evaluiert. Um basale Mechanismen des Sprachverstehens auch objektiv beurteilen zu können, wurde zusätzlich elektrophysiologisch unter Verwendung der MMN die Unterscheidungsleistung für Logatome ermittelt (Rahne *et al.* 2010c). Das Ziel hierbei war, mit dieser elektrophysiologischen Messung eine Methode einzusetzen, die besonders für prälingual ertaubte CI-Träger zur Beurteilung ihrer Sprachwahrnehmung geeignet ist.

2.3.2. Logatom-Diskriminationstest

Der hier entwickelte Logatom-Diskriminationstest basiert auf dem Oldenburger Logatom-Korpus, der ursprünglich zum Vergleich von menschlicher und automatischer Spracherkennung entwickelt wurde (Wesker *et al.* 2005). Die darin enthaltenen Logatome wurden von ungeschulten Sprechern aus verschiedenen Dialektregionen mit unterschiedlichen Sprechtempi, -anstrengungen und Prosodien aufgezeichnet. Für den entwickelten Logatomtest wurden daraus 100 Logatom-Paare gebildet, bestehend aus Konsonant-Vokal-Konsonant-Konstruktionen. Alle wurden von einem männlichen Sprecher mit einer im Sinne des OLLO-Korpus normaler Sprechanstrengung, Prosodie sowie normalem Sprechtempo aufgezeichnet. Im Test werden nacheinander je 50 gleiche und 50 verschiedene Logatompaare randomisiert mit einem Pegel von $75\,\text{dB SPL}$ in Freifeldbedingungen präsentiert. Die Unterschiede innerhalb der Paare sind entweder Konsonant- oder Vokalersetzungen, wie z.B. /gag/–/bab/ oder /gag/–/geg/. Der Testverlauf folgt einem Same-Different-Paradigma mit 2 Alternativen (2-AFC). Die Probanden geben ihre Entscheidung über eine Tastatur ab, wobei kein Feedback über ihre Entscheidung gegeben wird. Aus der Treffer- und Falschalarmrate wird der Sensitivitätsindex d'

als Testergebnis bestimmt. Mit dem so entwickelten Test wird die Logatom-Diskrimination als basale Sprachwahrnehmungseigenschaft gemessen.

2.3.3. Evaluierungsstudie

In einer Studie wurde an acht CI-Trägern und elf Normalhörenden die Ergebnisse des Logatomtests mit dem Oldenburger Satztest (OLSA) und der Mismatch Negativity (MMN) verglichen. Zunächst wurde bei allen Probanden das SNR für die 50%-Sprachverstehensschwelle im OLSA ermittelt. Danach wurde die Logatom-Diskriminationsfähigkeit elektrophysiologisch ermittelt. Dazu wurden als Standard-Deviant-Paare der MMN die Logatome /gag/–/geg/ (Vokalersetzung) und /gag/–/bab/ (Konsonantersetzung) in einem Oddball-Paradigma (15% Deviants) präsentiert. An der Elektrodenposition Fz und beiden Mastoiden wurde das EEG abgeleitet, die Nasenspitze war die Referenz. Nach Artefaktentfernung und Mittelung wurde die MMN-Amplitude durch Differenzbildung ermittelt. Für den Logatom-Diskriminationstest wurde der oben beschriebene Testablauf verwendet und aus den Probandenentscheidungen der Sensitivitätsindex d' berechnet. Weitere Details zum Messparadigma finden sich in Rahne et al. (2010c).

Anhand der Ergebnisse des OLSA konnten die CI-Träger in Gruppen mit guter oder schlechter Performanz unterteilt werden, wobei diejenigen CI-Träger, die den Test nicht absolvieren konnten, ebenfalls als CI-Träger mit schlechter Performanz betrachtet wurden (vgl. Abb. 2.3).

Im Logatom-Diskriminationstest war die Trefferrate für die Normalhörenden meist 100%. Auch bei allen CI-Trägern war der Logatom-Diskriminationstest durchführbar. Hier wurden Trefferraten zwischen der Ratewahrscheinlichkeit (50%) und 100% erreicht. Daraus folgend ergaben sich signifikante d'-Unterschiede sowohl zwischen den Probandengruppen als auch zwischen Konsonant- und Vokalersetzung (vgl. Abb. 2.3). Bei den Normalhörenden waren die Ergebnisse erwartungsgemäß im Sättigungsbereich

2.3. LOGATOM-DISKRIMINATIONSTEST FÜR CI-TRÄGER

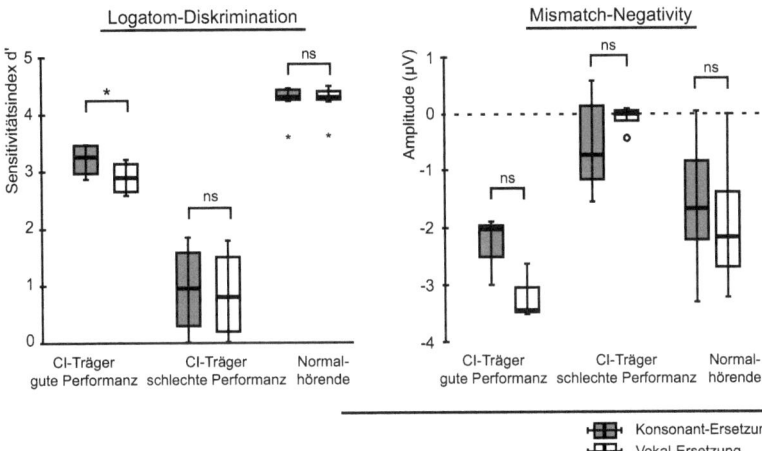

Abbildung 2.3.: Sensitivitätsindex d' für den Logatom-Diskriminationstest (links) im Vergleich mit den individuellen MMN-Amplituden, dargestellt als Box-Plot für Normalhörende, sowie CI-Träger mit guter und schlechter Performanz im OLSA (rechts). Auffällig ist die Häufung von d'-Werten in den jeweiligen Gruppen. Die Differenzen von d' zwischen Vokal- und Konsonantunterscheidung sind nur für die psychophysikalische Messung der CI-Träger mit guter Performanz signifikant (*: $p < 0.05$).

des Tests. Bei den CI-Trägern weisen die CI-Träger mit guter Performanz auch das bessere Ergebnis im Logatomtest auf.

Die Ergebnisse des elektrophysiologischen Teils der Studie zeigen sowohl für die Normalhörenden als auch für die CI-Träger mit guter Performanz signifikante MMN-Antworten, die für die Normalhörenden signifikant größer waren. Somit kann die Diskriminationsfähigkeit für Logatome auch bei CI-Trägern elektrophysiologisch beurteilt werden. Insgesamt zeigt dieser elektrophysiologische Teil der Studie jedoch auf individueller Ebene eine geringere Sensitivität als der Logatomtest. Auch wurde keine Abhängigkeit der MMN-Amplituden von der Diskriminationsaufgabe (Vokal- bzw. Konsonantersetzung) gefunden.

2.3.4. Zusammenfassung

Die Ergebnisse dieser Studie zeigen zunächst, dass die elektrophysiologische Messung der Logatom-Diskriminationsfähigkeit mit einem hohen Messaufwand verbunden ist und eine geringe individuelle Aussagekraft aufweist. Somit ist diese Methode für den Zweck der individuellen Kontrolle der Sprachverstehensentwicklung nur bedingt geeignet. Es zeigt sich jedoch, dass die psychoakustische Messung der Logatomdiskrimination für alle untersuchten CI-Träger, insbesondere auch für diejenigen mit einem schlechten Sprachverstehen, möglich ist. Die individuelle Diskriminationsleistung kann mit dem entwickelten Test somit gut beurteilt werden, ein offenes Sprachverstehen (wie im OLSA gefordert) muss nicht vorausgesetzt werden. Dabei eignet sich der Oldenburger Logatom-Korpus mit seinem variablen, realitätsnahen und umfangreichen Stimulusmaterial zur Konstruktion variabler Tests für spezifische klinische Fragestellungen. Der hier verwendete Logatom-Diskriminationstest weist für die CI-Träger keinen Sättigungs-Effekt auf und ist somit auch zur Beobachtung von Lernprozessen, wie sie für das Sprachverstehen nach CI-Implantation auftreten, geeignet.

2.4. Messung der Klangfarbenwahrnehmung

2.4.1. Klangfarbenwahrnehmung bei CI-Trägern

Neben dem Verstehen von Sprache ist auch eine ausreichend gute Musikwahrnehmung ein Bedürfnis vieler Träger eines Cochlea-Implantats (CI). In den meisten Fällen kann mit den heutzutage verfügbaren CI ein gutes Sprachverstehen erreicht werden. Dennoch berichten CI-Träger oft von einer unzureichenden Musikwahrnehmung. Diese äußert sich unter anderem darin, dass Melodien und Klangfarben nicht erkannt und unterschieden werden können (Galvin *et al.* 2008).

Es ist unbestritten, dass die individuell erreichbaren musikalischen Wahrnehmungsleistungen von der jeweiligen musikalischen Vorbildung abhängen. Dennoch sind auch die technischen Parameter der CI und die physiologischen Gegebenheiten des jeweiligen CI-Trägers ein limitierender Faktor. Derzeitige Implantate positionieren 12 bis 22 Elektroden entlang der Cochlea. Diese im Vergleich zum physiologischen Hören deutlich reduzierte Zahl von Kanälen und auch das Kanalübersprechen durch die Ausbreitung des elektrischen Feldes begrenzen die spektrale und zeitliche Auflösung von übertragbaren Schallsignalen (Di Nardo *et al.* 2011; Won *et al.* 2010). Auch werden die apikalen Bereiche der Cochlea mit den dort befindlichen, für tiefe Frequenzen empfindlichen Neurone durch das CI derzeit nicht erreicht. Dies wirkt sich ungünstig auf die Diskriminationsfähigkeit von Klangfarben und Melodien aus. Aber auch wenn bei entsprechend geeignetem Resthörvermögen ein im tieffrequenten Bereich verstärkendes Hörgerät ergänzend zum CI verwendet wurde, konnte die Tonhöhendiskrimination und Melodieerkennung nicht verbessert werden (Gfeller *et al.* 2007).

2.4.2. Test zur Klangfarbenunterscheidung

Um die Klangfarbenwahrnehmung systematisch untersuchen zu können, wurde ein psychoakustischer Test entwickelt (Rahne *et al.* 2010b) und an Normalhörenden sowie CI-

Trägern evaluiert (Rahne *et al.* 2011). Dabei werden synthetisch generierte Klänge erzeugt, die sich als Weiterentwicklung bisheriger kognitiver Ansätze nur in einer Klangfarbendimension, dem spektralen Gehalt unterscheiden. Die Klänge wurden aus Obertonreihen erzeugt. Um die individuelle Unterscheidungsschwelle für den so entstandenen unterschiedlichen spektralen Gehalt zu messen, wurde der spektrale Gehalt stufenlos skaliert (gemorpht). Mit Hilfe dieses so entstandenen Klang-Kontinuums konnte in einem 3-AFC-Verfahren die JND für die Klangfarbendimension *spektraler Gehalt* gemessen werden.

Methoden

Im psychoakustischen Test kamen Standard- und Target-Stimuli zur Verwendung, die als Superposition von der Grundschwingung und 10 Oberschwingungen generiert wurden. Bei maximaler spektraler Differenz betrug die Amplitude der geradzahligen Harmonischen des Target-Tones und die der ungeradzahligen Harmonischen des Standard-Tones 0. Die übrigen Harmonischen hatten ihre Maximal-Amplitude von 50% der Grundschwingungs-Amplitude. Somit entstand ein kammartiges Spektrum (vgl. Abb. 2.4), welches es ermöglicht, den skalierten Parameter $\alpha = 0\ldots 1$ für die spektrale Differenz einzuführen.

Unter Freifeldbedingungen wurden den Probanden die Töne mit einer Lautstärke von 65 dB SPL in einem 3-AFC-Paradigma präsentiert. In jedem Trial sollten die Probanden den Target-Ton in einer Folge von drei Tönen identifizieren. War die Antwort korrekt, wurde die spektrale Differenz durch Amplitudenangleichung in einem 1up-2down-Paradigma erhöht und bei falscher Antwort entsprechend verringert. Dadurch konvergierte dieses Verfahren in dem 70,7%-Wert der psychometrischen Funktion, welcher als JND für die spektrale Differenz ausgewertet wurde.

2.4. MESSUNG DER KLANGFARBENWAHRNEHMUNG

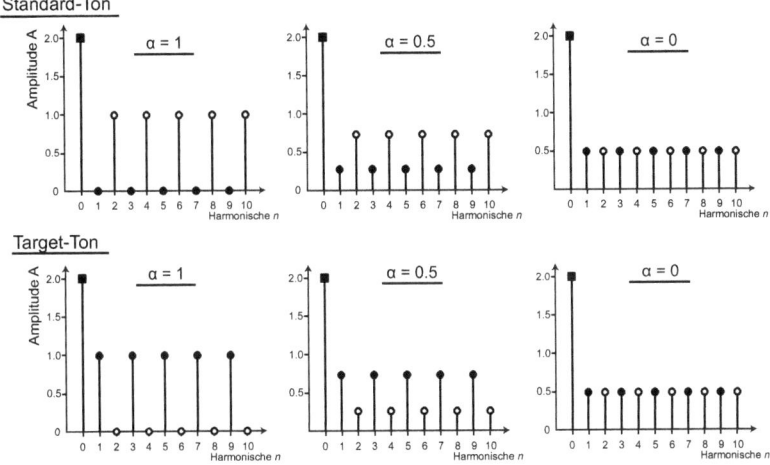

Abbildung 2.4.: Spektren der Standard- und Target-Stimuli mit den jeweiligen Amplituden der Harmonischen in Abhängigkeit vom Parameter für die spektrale Differenz α.

2.4.3. Evaluierung bei Normalhörenden und CI-Trägern

Der Test wurde an zwölf erwachsenen normalhörenden Probanden und zehn CI-Trägern evaluiert (Rahne *et al.* 2011). Dabei wurden Stimuli mit jeweils einer der fünf Grundfrequenzen 65,5, 131, 262, 524 und 1048 Hz verwendet. Da der Parameter α eine lineare Messung der Schalldruckdifferenz der Harmonischen darstellt, die psychoakustische Messung der JND aber auf der Auswertung von Pegeldifferenzen der Harmonischen als sensorischer Input beruht, wurde für die Auswertung der JND der Parameter α logarithmiert.

Alle Probanden bis auf einen CI-Träger, bei dem der Test für die $f_0 = 65,5\,\text{Hz}$-Bedingung nicht durchführbar war, konnten den Test mit einem sicheren Ergebnis ($\alpha = 0{,}024\ldots 0{,}938$) abschließen. Es wurde somit kein Sättigungs-Effekt beobachtet. Bei den CI-Trägern waren im Gegensatz zu den Normalhörenden die JND-Ergebnisse von der Grundfrequenz der Stimuli abhängig. So wurden hier signifikant bessere

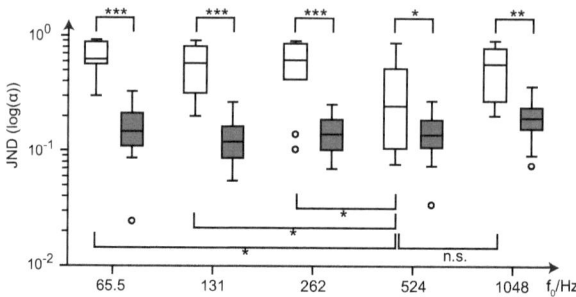

Abbildung 2.5.: Verteilung der individuellen JND für die CI-Träger (weiß) und normalhörenden Probanden (grau). Signifikante Unterschiede sind markiert (*: $p < 0{,}05$, **: $p < 0{,}01$, ***: $p < 0{,}001$).

JND-Werte bei der Grundfrequenz von $524\,\text{Hz}$ ermittelt. Grundsätzlich jedoch waren die JND-Profile für die CI-Träger deutlich inhomogener und bei größeren JND-Werten liegend als bei den Normalhörenden (vgl. Abb. 2.5).

2.4.4. Zusammenfassung

Die Ergebnisse der Evaluierung zeigen zunächst, dass es prinzipiell möglich ist, Klangfarbenunterschiede psychoakustisch systematisch mit einer Klangfarbendimension, nämlich dem spektralen Unterschied, als individuelle Unterscheidungsleistung zu messen. Dazu eignet sich insbesondere der entwickelte und hier beschriebene Test.

Bei CI-Trägern zeigten sich deutlich schlechtere JND-Ergebnisse als bei Normalhörenden. Dies wurde auf Grund der technischen Restriktionen der elektrischen Cochlea-Stimulation erwartet. Dennoch scheint der Test gut geeignet zu sein, Fortschritte in der Wahrnehmungsleistung mit CI, insbesondere auch im Kontext der audioverbalen Therapie im Anschluss an die Implantation, zu messen.

3. Zusammenfassende Diskussion

Die in dieser Arbeit bearbeiteten interdisziplinären Fragestellungen treffen schlaglichtartig das Gebiet der Audiologie und insbesondere die Versorgung von Patienten mit Hörgeräten sowie -implantaten. Neben einem Beitrag zur Aufklärung komplexer auditiver neuronaler Mechanismen konnten mit konzeptionellen und experimentellen Ansätzen grundlegende Methoden der audiologischen Diagnostik weiterentwickelt werden. Gerade bei der Versorgung schwerhöriger oder gehörloser Patienten ist ein multidisziplinärer Ansatz erforderlich, um neben der klinischen Intervention auch Aspekte wie die Lebensqualität oder auch die Technologie der Hörimplantate mit ihren psychoakustischen und neuronalen Konsequenzen zu berücksichtigen.

Im Schwerpunktbereich der auditorischen Wahrnehmung wurde in dieser Arbeit gezeigt, dass sich das Perzept einer komplexen akustischen Szene durch geeignete akustische Stimulation bahnen lässt. Damit und in Verbindung mit zahlreichen weiteren Befunden wurde belegt, dass Hören mehr ist als die Summe neuronaler Aktivität im auditorischen Kortex. Gerade auf der präattentiven Ebene sind flexible, adaptive Prozesse wirksam, die zur Erstellung stabiler auditorischer Repräsentationen der Umwelt beitragen. Im Kontext der Weiterentwicklung von Algorithmen zur Signalverarbeitung in Hörgeräten und -implantaten lässt sich daraus die Forderung nach intelligenten Detektionsmechanismen, die komplexe akustische Szenen analysieren und interpretieren, ableiten. Solche Algorithmen würden durch entsprechende Filter die wesentlichen Elemente der akustischen Szene verstärken und destruktive Elemente nicht übertragen. Ähnlich wie intelligente Assistenten im Bereich der Automobilindustrie dem Fahrer mehr Sicherheit und Komfort bieten, würden solche Systeme auch bei der Rehabilitation eines Sinnesorgans, hier dem Hören, zu einer höheren Lebensqualität verhelfen.

Im Bereich der Hörimplantate sind die vorgenannten Algorithmen bis auf wenige Ausnahmen wie z. B. der Lärmdetektion und der Verwendung von Richtmikrofonen noch nicht verfügbar. In einem nächsten Schritt widmete sich diese Arbeit daher den audiologischen Aspekten von Patienten mit Hörimplantaten. Bei näherer Betrachtung fällt hierbei auf, dass die Messbarkeit der verschiedenen komplexen Hörleistungen vielfach noch nicht spezifisch oder objektiv möglich ist.

Als ein Beitrag zur objektiven Messung des Versorgungserfolgs von Trägern knochenverankerter Hörsysteme (BAHA) wurde in dieser Arbeit untersucht, inwieweit sich mit Stimulation über einen BAHA-Prozessor akustisch evozierte Potentiale messen lassen. Da das Ergebnis sowohl bei der FAEP- als auch bei der SAEP-Messung bei allen Probanden sicher bestimmbare Hörschwellen ergab und diese auch mit den subjektiven Schwellen korrelieren, erscheint es möglich, den Versorgungserfolg bei BAHA-Patienten objektiv messen zu können. Diese Möglichkeit der Diagnostik ist insbesondere bei unkooperativen Patienten und Kinder von Bedeutung, die eine große Anzahl der mit BAHA versorgten Patienten ausmachen. Die elektrophysiologische Messbarkeit der Hörschwelle bei Stimulation über Audioprozessoren (wie z. B. Hörgeräte, BAHA) ist dabei nicht automatisch gegeben, da Audioprozessoren das akustische oder auch direkt das elektrische Eingangssignal digital bearbeiten und damit verändern. Dennoch konnten im EEG Potentiale gemessen werden, die physiologischen Ursprungs waren und von keinem elektrischen Artefakt überlagert waren. Eine Übertragung auf andere aktive Hörimplantate und Hörgeräte scheint daher bei ähnlichen internen Signalverarbeitungsstrategien durchaus möglich und sollte systematisch untersucht werden.

Neben der Bestimmung der Hörschwelle oder wie im speziellen Fall der BAHA-Träger der Aufblähkurve wurde im weiteren Verlauf der Arbeit der experimentelle Fokus auf die CI-Träger gerichtet. Das bei dieser Patientengruppe meist erreichbare Ziel eines guten Sprachverstehens wird oft auf die Sprachverständlichkeit in Ruhe und im Störlärm bezogen. Die zu Grunde liegenden Tests sind jedoch subjektiv und setzen eine gewisse lexikalische Vorbildung der Patienten voraus, was gerade bei prälingual ertaubten Patienten als Nachteil betrachtet werden muss.

In einem weiteren experimentellen Ansatz widmete sich diese Arbeit daher dem Sprachverstehen bei CI-Trägern. Es wurde ein Logatom-Diskriminationstest entwickelt, der vom lexikalischen Vorwissen unabhängig ist. Die individuelle Unterscheidungsschwelle für Logatome konnte bei allen Probanden gemessen werden und wurde objektiv mit den elektrophysiologisch gemessenen MMN-Amplituden korreliert. Insgesamt zeigte der elektrophysiologische Teil der Studie jedoch auf individueller Ebene eine geringere Sensitivität als der Logatomtest, der nach den vorliegenden Ergebnissen besser für den Einsatz bei CI-Trägern geeignet erscheint. Die objektive Beurteilbarkeit mit den MMN stellt sich hingegen auf individueller Ebene durch die lange Messdauer als zu aufwändig und durch individuell unterschiedliche Amplituden nur im Gruppenmittel zuverlässig beurteilbar dar. Für die psychoakustische Messung der Logatomdiskrimination erscheint der verwendete Oldenburger Logatom-Korpus mit seinem variablen, realitätsnahen und umfangreichen Stimulusmaterial als sehr geeignet. Insbesondere Lernprozesse in der Anfangsphase der Hörrehabilitation könnten mit diesem Test erfolgreich kontrolliert werden.

Neben dem Sprachverstehen berichten CI-Träger von einer unzureichenden Musikwahrnehmung. Dieser Bereich der Wahrnehmung ist sehr komplex und vielschichtig. Viele Aspekte, wie die Tonhöhendiskrimination, die Rhythmuswahrnehmung und das Erkennen von Melodien, sind separat zu beurteilen. Ein Aspekt hierbei ist die Klangfarbenwahrnehmung. Diese ist bei CI-Trägern eingeschränkt, stellt aber zugleich einen komplexen Parameterraum dar, deren Dimensionen separat und in unterschiedlichem Umfang zur Klangfarbenwahrnehmung beitragen.

Diese Arbeit greift den spektralen Gehalt als eine wesentliche Dimension der Klangfarbenwahrnehmung heraus. Ähnlich wie der Logatomdiskriminationstest wurde ein psychoakustischer Test entwickelt, der die Unterscheidungsleistung für den spektralen Gehalt unterschiedlicher komplexer Töne misst. Zunächst zeigt die Evaluierung an Normalhörenden und CI-Trägern, dass es prinzipiell möglich ist, Klangfarbenunterschiede psychoakustisch systematisch mit einer Klangfarbendimension als individuelle Unterscheidungsleistung zu messen. Die systematisch schlechteren Ergebnisse der CI-Träger im Vergleich zu den Normalhörenden überraschen zunächst nicht und wurden auf Grund der technischen Restriktionen der elektrischen Cochlea-Stimulation erwartet. Bei dem entwickelten Test wird der Vorteil, den spektralen Gehalt stufenlos verändern zu können, als maßgeblich betrachtet. Weiterhin ist dieser Test auf Grund seiner freien Konfigurierbarkeit einfach auf die Messung weiterer Klangfarbendimensionen übertragbar. Nicht zuletzt scheint auch dieser Test ähnlich dem Logatom-Diskriminationstest für die Kontrolle der Lernkurve nach CI-Implantation geeignet zu sein.

Insgesamt zeigt diese Arbeit vielfältige Methodische Ansätze auf, die die Diagnostik von Hörleistungen erweitern, objektivieren und für die Anwendung bei Patienten mit implantierbaren Hörgeräten ermöglichen. Die entwickelten Tests ermöglichen es zudem, den Versorgungserfolg im Zeitverlauf zu messen. Die in dieser Arbeit ebenfalls betrachteten neuronalen Mechanismen des Hörens zeigen, welche Leistungen moderne und zukünftige Hörgeräte und -implantate haben sollten, um den komplexen Hörsinn möglichst vollständig zu kompensieren. Dieser Weg ist bei Weitem noch nicht abgeschlossen und sollte, nicht zuletzt im Sinne der Betroffenen, konsequent weiter verfolgt werden. Hierbei wird insbesondere im Kontext dieser Arbeit die Weiterentwicklung der Musikwahrnehmung bei CI-Trägern und der Einsatz moderner Sprachverständlichkeits- und Sprachdiskriminationstests als notwendig betrachtet.

Literaturverzeichnis

American Standards Association 1960

AMERICAN STANDARDS ASSOCIATION: *Acoustic Terminology*. New York : American Standards Association, S.1.1, 1960

Bregman 1990

BREGMAN, A.S.: *Auditory scene analysis: The perceptual organisation of sounds*. Cambridge, Massachusetts : The MIT Press, 1990

Burkard & Don 2007

BURKARD, Robert F. ; DON, M.: The auditory brainstem response. In: BURKARD, Robert F. (Hrsg.) ; DON, M. (Hrsg.) ; EGGERMONT, Jos J. (Hrsg.): *Auditory Evoked Potentials*. Baltimore : Lippincot Williams & Wilkins, 2007

Carlyon *et al.* 2001

CARLYON, R.P. ; CUSACK, R. ; FOXTON, J.M. ; ROBERTSON, I.H.: Effects of attention and unilateral neglect on auditory stream segregation. In: *Journal of Experimental Psychology: Human Perception and Performance* 27 (2001), Nr. 1, S. 115–127

Clark 2000

CLARK, G.: *Sound from Silence*. Crows Nest : Allen & Unwin, 2000

Cone-Wesson & Wunderlich 2003

CONE-WESSON, B. ; WUNDERLICH, J.: Auditory evoked potentials from the cortex: Audiology applications. In: *Current Opinion in Otolaryngology and Head and Neck Surgery* 11 (2003), Nr. 5, S. 372–377

Cooper & Roberts 2007

COOPER, H.R. ; ROBERTS, B.: Auditory stream segregation of tone sequences in cochlear implant listeners. In: *Hearing Research* 225 (2007), Nr. 1-2, S. 11–24

Cusack & Roberts 2000

CUSACK, R. ; ROBERTS, B.: Effects of differences in timbre on sequential grouping. In: *Perception and Psychophysics* 62 (2000), Nr. 5, S. 1112–1120

Di Nardo et al. 2011

DI NARDO, W. ; SCORPECCI, A. ; GIANNANTONIO, S. ; CIANFRONE, F. ; PALUDETTI, G.: Improving melody recognition in cochlear implant recipients through individualized frequency map fitting. In: *European Archives of Oto-Rhino-Laryngology* 268 (2011), Nr. 1, S. 27–39

Eggermont 2007

EGGERMONT, Jos J.: Electric and magnetic fields of synchronous neural activity. In: BURKARD, Robert F. (Hrsg.) ; DON, M. (Hrsg.) ; EGGERMONT, Jos J. (Hrsg.): *Auditory Evoked Potentials*. Baltimore : Lippincot Williams & Wilkins, 2007

Emiroglu & Kollmeier 2008

EMIROGLU, S. ; KOLLMEIER, B.: Timbre discrimination in normal-hearing and hearing-impaired listeners under different noise conditions. In: *Brain Research* 1220 (2008), S. 199–207

Fritz et al. 2007

FRITZ, J.B. ; ELHILALI, M. ; DAVID, S.V. ; SHAMMA, S.A.: Does attention play a role in dynamic receptive field adaptation to changing acoustic salience in A1? In: *Hearing Research* 229 (2007), Nr. 1-2, S. 186–203

Galvin et al. 2008

GALVIN, J. J. ; FU, Q. J. ; OBA, S.: Effect of instrument timbre on melodic contour identification by cochlear implant users. In: *Journal of the Acoustical Society of America* 124 (2008), Nr. 4, S. 1189–1195

Gelfand 1998

GELFAND, S.A.: *Hearing, an introduction to psychological and physiological acoustics*. New York, Basel, Hong Kong : Marcel Dekker, Inc., 1998

Gfeller et al. 2007

GFELLER, K. ; TURNER, C. ; OLESON, J. ; ZHANG, X. ; GANTZ, B. ; FROMAN, R. ; OLSZEWSKI, C.: Accuracy of cochlear implant recipients on pitch perception, melody recognition, and speech reception in noise. In: *Ear and Hearing* 28 (2007), Nr. 3, S. 412–423

Giard et al. 1995

GIARD, M. H. ; LAVIKAINEN, J. ; REINIKAINEN, K. ; PERRIN, F. ; BERTRAND, O. ; PERNIER, J. ; NAATANEN, R.: Separate Representation of Stimulus Frequency, Intensity, and Duration in Auditory Sensory Memory - an Event-Related Potential and Dipole-Model Analysis. In: *Journal of Cognitive Neuroscience* 7 (1995), Nr. 2, S. 133–143

Gründer et al. 2008

GRÜNDER, I. ; SEIDL, R. O. ; ERNST, A. ; TODT, I.: Relative value of BAHA testing for the postoperative audiological outcome. In: *HNO* 56 (2008), Nr. 10, S. 1020–1024

Groenen et al. 2001

GROENEN, P.A.P. ; BEYNON, A.J. ; SNIK, A.F.M. ; BROEK, P. van d.: Speech-evoked cortical potentials and speech recognition in cochlear implant users. In: *Scandinavian Audiology* 30 (2001), Nr. 1, S. 31–40

Hakansson et al. 1985

HAKANSSON, B. ; TJELLSTROM, A. ; ROSENHALL, U. ; CARLSSON, P.: The bone-anchored hearing aid. Principal design and a psychoacoustical evaluation. In: *Acta Otolaryngol* 100 (1985), Nr. 3-4, S. 229–239

Hyde 1997

HYDE, M.: The N1 response and its applications. In: *Audiology & Neuro-Otology* 2 (1997), Nr. 5, S. 281–307

Iverson 1995

IVERSON, P.: Auditory stream segregation by musical timbre: effects of static and dynamic acoustic attributes. In: *Journal of Experimental Psychology. Human Perception and Performance* 21 (1995), Nr. 4, S. 751–763

Jones et al. 1999

JONES, D. ; ALFORD, D. ; BRIDGES, A. ; TREMBLAY, S. ; MACKEN, B.: Organizational factors in selective attention: The interplay of acoustic distinctiveness and auditory streaming in the irrelevant sound effect. In: *Journal of Experimental Psychology: Learning Memory and Cognition* 25 (1999), Nr. 2, S. 464–473

Jordan et al. 1997

JORDAN, K. ; SCHMIDT, A. ; PLOTZ, K. ; SPECHT, H. von ; BEGALL, K. ; ROTH, N. ; SCHEICH, H.: Auditory event-related potentials in post- and prelingually deaf cochlear implant recipients. In: *American Journal of Otology* 18 (1997), Nr. 6 SUPPL., S. 116–117

Kraus et al. 1993a

KRAUS, N. ; MCGEE, T. ; MICCO, A. ; SHARMA, A. ; CARRELL, T. ; NICOL, T.: Mismatch negativity in school-age children to speech stimuli that are just perceptibly different. In: *Electroencephalography and clinical Neurophysiology* 88 (1993), Nr. 2, S. 123–130

Kraus et al. 1993b

KRAUS, N. ; MICCO, A.G. ; KOCH, D.B. ; MCGEE, T. ; CARRELL, T. ; SHARMA, A. ; WIET, R.J. ; WEINGARTEN, C.Z.: The mismatch negativity cortical evoked potential elicited by speech in cochlear-implant users. In: *Hearing Research* 65 (1993), Nr. 1-2, S. 118–124

Martin 2007

MARTIN, B. A.: Can the acoustic change complex be recorded in an individual with a cochlear implant? Separating neural responses from cochlear implant artifact. In: *Journal of the American Academy of Audiology* 18 (2007), Nr. 2, S. 126–140

McAdams et al. 1995

MCADAMS, S. ; WINSBERG, S. ; DONNADIEU, S. ; DESOETE, G. ; KRIMPHOFF, J.: Perceptual scaling of synthesized musical timbres - common dimensions, specificities, and latent subject classes. In: *Psychological Research-Psychologische Forschung* 58 (1995), Nr. 3, S. 177–192

Moore 1974

MOORE, B. C. J.: Relation between Critical Bandwidth and Frequency-Difference Limen. In: *Journal of the Acoustical Society of America* 55 (1974), Nr. 2, S. 359–359

Mrowinski & Scholz 2006

MROWINSKI, D. ; SCHOLZ, G.: *Audiometrie*. 3. Auflage. Stuttgart : Georg Thieme Verlag, 2006

van Noorden 1975

NOORDEN, L.P.A.S. van: *Temporal coherence in the perception of tone sequences*. Eindhoven, NL, Eindhoven University of Technology, Diss., 1975

Näätänen & Escera 2000

NÄÄTÄNEN, R. ; ESCERA, C.: Mismatch negativity: Clinical and other applications. In: *Audiology and Neuro-Otology* 5 (2000), Nr. 3-4, S. 105–110

Picton et al. 2000

PICTON, T. W. ; ALAIN, C. ; OTTEN, L. ; RITTER, W. ; ACHIM, A.: Mismatch negativity: Different water in the same river. In: *Audiology and Neuro-Otology* 5 (2000), Nr. 3-4, S. 111–139

Ponton et al. 2000

PONTON, C. W. ; EGGERMONT, J. J. ; DON, M. ; WARING, M. D. ; KWONG, B. ; CUNNINGHAM, J. ; TRAUTWEIN, P.: Maturation of the mismatch negativity: Effects of profound deafness and cochlear implant use. In: *Audiology and Neuro-Otology* 5 (2000), Nr. 3-4, S. 167–185

Pressnitzer et al. 2005

PRESSNITZER, D. ; BESTEL, J. ; FRAYSSE, B.: Music to electric ears: Pitch and timbre perception by cochlear implant patients. In: *Neurosciences and Music III: Disorders and Plasticity* 1060 (2005), S. 343–345

Rahne 2008

RAHNE, T.: *Beeinflussung von auditorischer Objektbildung durch visuelle Stimulation.* Berlin : Mensch und Buch Verlag, 2008

Rahne et al. 2007

RAHNE, T. ; BÖCKMANN, M. ; SPECHT, H. von ; SUSSMAN, E. S.: Visual cues can modulate integration and segregation of objects in auditory scene analysis. In: *Brain Research* 1144 (2007), S. 127–135

Rahne et al. 2008

RAHNE, T. ; DEIKE, S. ; SELEZNEVA, E. ; BROSCH, M. ; KONIG, R. ; SCHEICH, H. ; BÖCKMANN, M. ; BRECHMANN, A.: A multilevel and cross-modal approach towards neuronal mechanisms of auditory streaming. In: *Brain Research* 1220 (2008), S. 118–131

Rahne et al. 2011

RAHNE, T. ; EHELEBE, T. ; GÖTZE, G.: Timbre discrimination in cochlear implant users and normal hearing subjects using cross-faded synthetic tones. In: *Journal of Neuroscience Methods* in press (2011)

Rahne *et al.* 2010a

RAHNE, T. ; EHELEBE, T. ; RASINSKI, C. ; GÖTZE, G.: Auditory brainstem and cortical potentials following bone-anchored hearing aid stimulation. In: *Journal of Neuroscience Methods* 193 (2010), S. 300–306

Rahne *et al.* 2010b

RAHNE, T. ; RASINSKI, C. ; NEUMANN, K.: Measuring timbre discrimination with cross-faded synthetic tones. In: *Journal of Neuroscience Methods* 189 (2010), Nr. 2, S. 176–179

Rahne & Sussman 2009

RAHNE, T. ; SUSSMAN, E.: Neural representations of auditory input accommodate to the context in a dynamically changing acoustic environment. In: *European Journal of Neuroscience* 29 (2009), S. 205–211

Rahne *et al.* 2010c

RAHNE, T. ; ZIESE, M. ; ROSTALSKI, D. ; MÜHLER, R.: Logatome Discrimination in Cochlear Implant Users: Subjective Tests Compared to the Mismatch Negativity. In: *TheScientificWorldJOURNAL* 10 (2010), S. 329–339

Ritter *et al.* 2000

RITTER, W. ; SUSSMAN, E. ; MOLHOLM, S.: Evidence that the mismatch negativity system works on the basis of objects. In: *Neuroreport* 11 (2000), Nr. 1, S. 61–63

Sankiewicz & Budzynski 2007

SANKIEWICZ, M. ; BUDZYNSKI, G.: Reflections on sound timbre definitions. In: *Archives of Acoustics* 32 (2007), Nr. 3, S. 591–602

Snik et al. 2005

SNIK, A. F. ; MYLANUS, E. A. ; PROOPS, D. W. ; WOLFAARDT, J. F. ; HODGETTS, W. E. ; SOMERS, T. ; NIPARKO, J. K. ; WAZEN, J. J. ; STERKERS, O. ; CREMERS, C. W. ; TJELLSTRÖM, A.: Consensus statements on the BAHA system: where do we stand at present? In: *The Annals of Otology, Rhinology, and Laryngology. Supplement* 195 (2005), S. 2–12

Snyder et al. 2006

SNYDER, J.S. ; ALAIN, C. ; PICTON, T.W.: Effects of attention on neuroelectric correlates of auditory stream segregation. In: *Journal of Cognitive Neuroscience* 18 (2006), Nr. 1, S. 1–13

Sohmer & Freeman 2001

SOHMER, H. ; FREEMAN, S.: The latency of auditory nerve brainstem evoked responses to air- and bone-conducted stimuli. In: *Hearing Research* 160 (2001), Nr. 1-2, S. 111–113

Sussman et al. 1998

SUSSMAN, E. ; RITTER, W. ; VAUGHAN JR, H.G.: Attention affects the organization of auditory input associated with the mismatch negativity system. In: *Brain Research* 789 (1998), Nr. 1, S. 130–138

Sussman & Steinschneider 2006

SUSSMAN, E. ; STEINSCHNEIDER, M.: Neurophysiological evidence for context-dependent encoding of sensory input in human auditory cortex. In: *Brain Research* 1075 (2006), S. 165–174

Sussman 2005

SUSSMAN, E. S.: Integration and segregation in auditory scene analysis. In: *Journal of the Acoustical Society of America* 117 (2005), Nr. 3, S. 1285–1298

Tellman et al. 1995

TELLMAN, E. ; HAKEN, L. ; HOLLOWAY, B.: Timbre morphing of sounds with unequal numbers of features. In: *Journal of the Audio Engineering Society* 43 (1995), Nr. 9, S. 678–689

Terasawa et al. 2005

TERASAWA, H. ; SLANEY, M. ; BERGER, J.: The thirteen colors of timbre. In: *2005 Workshop on Applications of Signal Processing to Audio and Acoustics (Waspaa)* (2005), S. 323–326

Tjellström & Hakansson 1995

TJELLSTRÖM, A. ; HAKANSSON, B.: The bone-anchored hearing aid. Design principles, indications, and long-term clinical results. In: *Otolaryngologic Clinics of North America* 28 (1995), Nr. 1, S. 53–72

Verhagen et al. 2008

VERHAGEN, C.V.M. ; HOL, M.K.S. ; COPPENS-SCHELLEKENS, W. ; SNIK, A.F.M. ; CREMERS, C.W.R.J.: The Baha Softband: A new treatment for young children with bilateral congenital aural atresia. In: *International Journal of Pediatric Otorhinolaryngology* 72 (2008), Nr. 10, S. 1455–1459

Weinberger 2004

WEINBERGER, N. M.: Specific long-term memory traces in primary auditory cortex. In: *Nature Reviews Neuroscience* 5 (2004), Nr. 4, S. 279–290

Welge-Lüßen et al. 1997

WELGE-LÜSSEN, A. ; HAUSER, R. ; ERDMANN, J. ; SCHWOB, Ch ; PROBST, R.: Speech audiometry with logatomes. In: *Laryngo-Rhino-Otologie* 76 (1997), Nr. 2, S. 57–64

Wesker et al. 2005

WESKER, T. ; MEYER, B. ; WAGENER, K. ; ANEMÜLLER, J. ; MERTINS, A. ; KOLLMEIER, B.: Oldenburg Logatome speech corpus (OLLO) for speech recognition experiments with humans and machines. In: *Proceedings of Interspeech*. Lisbon, Portugal, 2005, S. 1273–1276

Wilson & Dorman 2007

WILSON, B.S. ; DORMAN, M.F.: The surprising performance of present-day cochlear implants. In: *IEEE Transactions on Biomedical Engineering* 54 (2007), Nr. 6, S. 969–972

Won *et al.* 2010

WON, J. H. ; DRENNAN, W. R. ; KANG, R. S. ; RUBINSTEIN, J. T.: Psychoacoustic abilities associated with music perception in Cochlear implant users. In: *Ear and Hearing* 31 (2010), Nr. 6, S. 796–805

Teil II.

Originalarbeiten

Neural representations of auditory input accommodate to the context in a dynamically changing acoustic environment (Rahne & Sussman 2009)

The auditory scene is dynamic, changing from 1 min to the next as sound sources enter and leave our space. How does the brain resolve the problem of maintaining neural representations of the distinct yet changing sound sources? We used an auditory streaming paradigm to test the dynamics of multiple sound source representation, when switching between integrated andsegregated sound streams. The mismatch negativity (MMN) component of event-related potentials was used as index of change detection to observe stimulus-driven modulation of the ongoing sound organization. Probe tones were presented randomly within ambiguously organized sound sequences to reveal whether the neurophysiological representation of the sounds was integrated (no MMN) or segregated (MMN). The pattern of results demonstrated context-dependent responses to a single tone that was modulated in dynamic fashion as the auditory environment rapidly changed from integrated to segregated sounds. This suggests a rapid form of auditory plasticity in which the longer-term sound context influences the current state of neural activity when it is ambiguous. These results demonstrate stimulus-driven modulation of neural activity that accommodates to the dynamically changing acoustic environment.

Auditory brainstem and cortical potentials following bone-anchored hearing aid stimulation (Rahne *et al.* 2010a)

Patients suffering from conductive or mixed hearing loss and Single-Sided Deafness may benefit from implantable hearing devices relying on bone conducted auditory stimulation. However, with only passively cooperative patients, objective methods are needed to estimate the aided and unaided pure-tone audiogram.

This study focuses on the feasibility aspect of an electrophysiological determination of the hearing thresholds with bone-anchored hearing aid stimulation. Therefore, 10 normal-hearing subjects were provided with a Baha Intenso (Cochlear Ltd.) which was temporarily connected to the Baha Softband (Cochlear Ltd.). Auditory evoked potentials were measured by auditory stimulation paradigm used in clinical routine. The amplitudes, latencies, and thresholds of the resulting auditory brainstem responses (ABR) and the cortically evoked responses (CAEP) were correlated with the respective responses without the use of the Baha Intenso.

The recording of ABR and CAEP by delivering the stimuli to the Baha results in response waveforms which are comparable to those evoked by earphone stimulation and appears appropriate to be measured using the Baha Intenso as stimulator. At the ABR recordings a stimulus artifact at higher stimulation levels and a constant latency shift caused by the Baha Intenso has to be considered. The CAEP recording appeared promising as a frequency specific objective method to approve the fitting of bone-anchored hearing aids.

At all measurements, the ABR and CAEP thresholds seem to be consistent with the normal hearing of the investigated participants. Thus, a recording of auditory evoked potentials using a Baha is in general possible if specific limitations are considered.

Logatome Discrimination in Cochlear Implant Users: Subjective Tests Compared to the Mismatch Negativity (Rahne *et al.* 2010c)

This paper describes a logatome discrimination test for the assessment of speech perception in cochlear implant users (CI users), based on a multilingual speech database, the Oldenburg Logatome Corpus, which was originally recorded for the comparison of human and automated speech recognition. The logatome discrimination task is based on the presentation of 100 logatome pairs (i.e., nonsense syllables) with balanced representations of alternating 'vowel-replacement' and 'consonant-replacement' paradigms in order to assess phoneme confusions. Thirteen adult normal hearing listeners and eight adult CI users, including both good and poor performers, were included in the study and completed the test after their speech intelligibility abilities were evaluated with an established sentence test in noise. Furthermore, the discrimination abilities were measured electrophysiologically by recording the mismatch negativity (MMN) as a component of auditory event-related potentials. The results show a clear MMN response only for normal hearing listeners and CI users with good performance, correlating with their logatome discrimination abilities. Higher discrimination scores for vowel-replacement paradigms than for the consonantreplacement paradigms were found. We conclude that the logatome discrimination test is well suited to monitor the speech perception skills of CI users. Due to the large number of available spoken logatome items, the Oldenburg Logatome Corpus appears to provide a useful and powerful basis for further development of speech perception tests for CI users.

Measuring timbre discrimination with cross-faded synthetic tones (Rahne *et al.* 2010b)

The identification and discrimination of timbre are essential features of music perception. As timbre differences appear as multidimensional cues, the spectral shape, the spectral fluctuation, and the rise time are the most dominating parameters of timbre in normal-hearing listeners.

We developed a psychoacoustical test to determine the timbre discrimination abilities using only the spectral difference as a cue. Therefore, a synthetically generated tone continuum was used in an adaptive alternative forced choice paradigm. The spectral difference was modified by cross-fading the tones adaptively, depending on the listeners' response which allows very precise determinations of the just noticeable difference (JND).

We measured the JND for the spectral difference with 18 normal-hearing listeners. The results confirm the applicability of the test to measure timbre discrimination with the spectral difference as solely cue. Further, the portability of the test to further dimensions of timbre is discussed.

Timbre discrimination in cochlear implant users and normal hearing subjects using cross-faded synthetic tones (Rahne *et al.* 2011)

The identification and discrimination of timbre are essential features of music perception in cochlear implant users. As timbre differences appear as multidimensional cues, the spectral shape, the spectral fluctuation, and the rise time are the most dominating parameters of timbre in normal hearing listeners. Recently, a psychoacoustical test was developed to determine the timbre discrimination abilities using only the spectral shape difference as a cue. Therefore, a synthetically generated tone continuum was used in an adaptive alternative forced choice paradigm. The spectral shape was modified by cross-fading the tones adaptively, depending on the listeners' response which allows very precise determinations of the just noticeable difference (JND). With this behavioral test, the spectral shape JND for complex tones with different fundamental frequencies was measured in cochlear implant users and compared to normal hearing listeners.

The results confirm the applicability of the test to measure timbre discrimination in cochlear implant users. The resulting individual spectral shape JND profiles reveal a maximum with a fundamental frequency of 525 Hz, whereas the JND profiles were rather flat in the normal hearing individuals.

Teil III.

Anhang

Thesen

1. Die Aufnahme und Verarbeitung von Schallreizen ist eine wesentliche Grundlage für die Kommunikationsfähigkeit von Menschen und das Erlernen von Sprache. Das Ohr als dazu notwendiges Sinnesorgan des Menschen ermöglicht die Aufnahme und Verarbeitung von Schallsignalen.

2. Beeinträchtigungen des Hörvermögens haben vielfältige Auswirkungen auf die Lebensqualität und die Berufsausübung der Betroffenen. Im frühen Kindesalter führen diese zu einem reduzierten Spracherwerb und sind dadurch oft mit sozialen Nachteilen verbunden. Im späteren Leben schränkt eine Hörbehinderung die soziale Kompetenz und die beruflichen Möglichkeiten ein. Die Schallleitungsschwerhörigkeit kann durch Hörgeräte oder Hörimplantate weitgehend kompensiert werden.

3. Patienten, deren Schallübertragung durch Luftleitung oder ein defektes Mittelohr nicht möglich ist, werden häufig mit einem knochenverankerten Hörimplantat (Bone anchored hearing aid, z. B. BAHA) versorgt. Ein elektromechanischer Prozessor wird dazu über eine perkutane mechanische Verbindung an eine in das Schläfenbein implantierte Schraube angekoppelt.

4. Patienten mit einer hoch- oder höchstgradigen Innenohrschädigung können von einem Cochlea-Implantat (CI) profitieren. Hierbei werden die Fasern des Hörnerven direkt elektrisch stimuliert.

5. Es wurde eine klinische Studie an zehn normalhörenden, erwachsenen Probanden durchgeführt, denen sowohl über den Audioeingang eines BAHA Intenso Soundprozessors als auch über Kopfhörer Klick- und Tonburst-Stimuli präsentiert wurden. Sowohl frühe (FAEP) als auch späte akustisch evozierte Potentiale (SAPE) wurden mit einer in der klinischen Routine üblichen Elektrodenkonfiguration gemessen.

6. Im Ergebnis zeigen sich bei der FAEP-Messung ipsilateral bei hohen Stimulationspegeln Artefakte, die durch den elektromagnetischen Wandler bedingt sind. Es wurde eine Latenzverschiebung von $(3{,}47 \pm 0{,}48)$ ms registriert und auf die Signalverarbeitungsprozesse im BAHA-Prozessor zurückgeführt.

7. Die individuellen elektrophysiologischen Schwellen waren bei Stimulation über BAHA bei allen Probanden sicher bestimmbar und im Mittel um etwa 8 dB im Vergleich zur Stimulation über Kopfhörer erhöht. Dies wird auf den Einfluss der transkutanen Ankopplung des BAHA über das Softband zurückgeführt.

8. Bei der Messung der SAEP wurden keine Stimulationsartefakte beobachtet. Die Potentialkomponenten P1, N1 und P2 konnten bei allen Messungen über das BAHA klar identifiziert werden und wiesen bei Stimulation über BAHA keine erkennbare Latenzverschiebung auf.

9. Die SAEP-Schwellenbestimmung ergab im Vergleich zu der subjektiven Hörschwelle um 20 dB HL erhöhte elektrophysiologische Schwellen. Dies wird durch die nicht optimalen Signal-Rausch-Abstände erklärt. Durch Messungen mit höherer Pegelauflösung und mehr Mittelungen könnte die Hörschwelle im individuellen Fall genauer bestimmt werden.

10. Bei BAHA-Patienten lässt sich die subjektive Hörschwelle mit FAEP- und SAEP-Messungen sicher bestimmen. Somit erscheint es möglich, den Versorgungserfolg objektiv messen zu können. Diese Möglichkeit der Diagnostik ist insbesondere bei unkooperativen Patienten und Kindern von Bedeutung.

11. Eine Übertragung auf andere aktive Hörimplantate und Hörgeräte scheint daher bei ähnlichen internen Signalverarbeitungsstrategien durchaus möglich und sollte systematisch untersucht werden.

12. Auditorische Objektbildung ist der Prozess der Kategorisierung des auditorischen Inputs in separate neuronale und schließlich auch perzeptuelle Repräsentationen. Dabei sind die Frequenz, der spektraler Gehalt, der Schalldruckpegel und die

räumliche Orientierung die objektunterscheidenden physikalischen Parameter als Grundlage für die Segregation.

13. Die Wahrnehmungen auditorischer Szenen ist nicht immer eindeutig. Es existieren Stimulusparameter, bei denen beide Perzepte, Integration und Segregation, möglich sind. In diesem ambigen Bereich des Streamings kann die Wahrnehmung (Segregation bzw. Integration) vom vorhergehenden auditorischen Input abhängen. Diese Form der Bahnung von auditorischer Organisation kann aufmerksamkeitsunabhängig durch elektrophysiologische Messungen nachgewiesen werden.

14. In einer Studie an dreizehn normalhörenden Probanden wurde eine komplexe auditorische Szene über Kopfhörer präsentiert, deren auditorische Organisation *per se* ambig ist. Diesen Testblöcken wurden alternativ zwei Bahnungsblöcke vorangestellt mit dem Ziel, eine segregierte oder integrierte auditorische Organisation der Stimuli im Testblock zu bahnen. Es wurde eine 32-kanalige EEG-Ableitung durchgeführt und nach reizkorrelierter Mittelung das EEG offline analysiert.

15. Die Ergebnisse zeigen, dass in allen ambigen Testblöcken nach segregierenden Bahnungsblöcken eine Mismatch Negativity (MMN) nachweisbar ist. Diese bleibt auch in dem jeweils ersten beiden darauf folgenden Bahnungs- und Testblock bestehen. Erst ab dem zweiten integrierenden Bahnungblock ist keine MMN mehr nachweisbar.

16. Die Ergebnisse zeigen, dass sich neurophysiologische Korrelate von Devianten-Detektion einer dynamisch ändernden akustischen Umgebung anpassen.

17. Die Ergebnisse demonstrieren zudem einen dynamischen, adaptiven Prozess und legen damit Rückkopplungsmechanismen nahe, die auf den vorhergehenden Stimulusrepräsentationen basieren und die mit neuen Stimuli verbundene neuronale Aktivität beeinflussen.

18. Das Perzept einer komplexen akustischen Szene lässt sich durch geeignete akustische Stimulation bahnen. Dies belegt, dass Hören mehr ist als die Summe neu-

ronaler Aktivität im auditorischen Kortex. Gerade auf der präattentiven Ebene sind flexible, adaptive Prozesse wirksam, die zur Erstellung stabiler auditorische Repräsentationen der Umwelt beitragen.

19. Aus den Messergebnissen lässt sich die Forderung nach intelligenten Detektionsmechanismen, die komplexe akustische Szenen analysieren und interpretieren, ableiten.

20. Eine wesentliche und die für die tägliche Kommunikation bedeutungsvollste Leistung des Hörsinns ist das Verstehen von Sprache. Dieses kann mit Sprachverständlichkeitstests gemessen werden. Für prälingual ertaubte Patienten können Logatome als Stimuli verwendet werden.

21. Es wurde ein Logatom-Diskriminationstest entwickelt, basierend auf dem Oldenburger Logatom-Korpus, der vom lexikalischen Vorwissen unabhängig ist. Aus diesem wurden 100 Logatom-Paare gebildet, bestehend aus Konsonant-Vokal-Konsonant-Konstruktionen. Im Test wurden nacheinander je 50 gleiche und 50 verschiedene Logatompaare randomisiert in Freifeldbedingungen präsentiert. Die Unterschiede innerhalb der Paare sind entweder Konsonant- oder Vokalersetzungen. Der Testverlauf folgte einem Same-Different-Paradigma mit zwei Alternativen (2-AFC).

22. In einer Studie wurde an acht CI-Trägern und elf Normalhörenden die Ergebnisse des Logatomtests mit dem Oldenburger Satztest (OLSA) und der Mismatch Negativity (MMN) verglichen.

23. Die Logatom-Diskriminationsfähigkeit wurde zudem elektrophysiologisch ermittelt. Dazu wurden Logatome mit Vokal- oder Konsonantersetzung als Standard-Deviant-Paare für die Evozierung der MMN in einem Oddball-Paradigma präsentiert.

24. Im Ergebnis war die Trefferrate im Logatom-Test bei den Normalhörenden meist 100%. Bei den CI-Trägern wurden Trefferraten zwischen der Ratewahrschein-

lichkeit (50%) und 100% erreicht. Daraus folgend ergaben sich signifikante d'-Unterschiede sowohl zwischen den Probandengruppen als auch zwischen Konsonant- und Vokalersetzung. Bei den Normalhörenden waren die Testergebnisse erwartungsgemäß im Sättigungsbereich. Bei den CI-Trägern wiesen die CI-Träger mit guter Performanz auch das bessere Ergebnis im Logatomtest auf.

25. Die Ergebnisse des elektrophysiologischen Teils der Studie zeigen sowohl für die Normalhörenden als auch für die CI-Träger mit guter Performanz signifikante MMN-Antworten, die für die Normalhörenden signifikant größer war. Somit kann die Diskriminationsfähigkeit für Logatome auch bei CI-Trägern elektrophysiologisch beurteilt werden.

26. Für die psychoakustische Messung der Logatomdiskrimination erscheint der verwendete Oldenburger Logatom-Korpus mit seinem variablen, realitätsnahen und umfangreichen Stimulusmaterial als sehr geeignet. Insbesondere Lernprozesse in der Anfangsphase der Hörrehabilitation könnten mit diesem Test erfolgreich kontrolliert werden.

27. Die Musikwahrnehmung ist eine bedeutende Leistung des Hörsinns. Neben der Wahrnehmung von Tonhöhe, Rhythmus und Lautheit stellen die Identifikation und die Diskrimination von Klangfarbe essentielle Mechanismen in Bezug auf die Musikwahrnehmung dar.

28. Klangfarbe ist eine psychoakustische Wahrnehmungsgröße komplexer Töne. Sie ist ein multidimensionaler Parameterraum.

29. Bei Normalhörenden sind der spektrale Gehalt, die spektrale Fluktuation und die Anstiegszeit des Pegels die dominierenden Parameter. Bei CI-Trägern zeigt sich bisher ein inhomogenes Bild.

30. Es müssen synthetische Stimuli verwendet werden, deren Parameter sich gut kontrollieren lassen und stufenlose Klangfarbenunterschiede parameterspezifisch ermöglichen.

31. Es wurde ein psychoakustischer Test entwickelt, der die Unterscheidungsleistung (JND) für den spektralen Gehalt unterschiedlicher komplexer Töne misst.

32. Der Test wurde an zwölf erwachsenen normalhörenden Probanden und zehn CI-Trägern evaluiert. Dabei wurden Stimuli mit jeweils einer der fünf Grundfrequenzen 65,5, 131, 262, 524 und 1048 Hz verwendet und in einem stufenlosen, adaptiven 3-AFC-Paradigma den Probanden präsentiert.

33. Alle Probanden konnten den Test mit einem sicheren Ergebnis für die JND abschließen. Es wurde kein Ceiling-Effekt beobachtet. Bei den CI-Trägern, waren im Gegensatz zu den Normalhörenden die JND-Ergebnisse von der Grundfrequenz abhängig. So wurden hier signifikant bessere JND-Werte bei der Grundfrequenz von 524 Hz ermittelt. Grundsätzlich jedoch waren die JND-Profile für die CI-Träger deutlich inhomogener und bei größeren JND-Werten liegend als bei den Normalhörenden

34. Die Ergebnisse der Evaluierung des Tests an Normalhörenden und CI-Trägern ermöglichen die Anwendung zur systematischen psychoakustischen Messung von Klangfarbenunterschieden mit einer Klangfarbendimension als individuelle Unterscheidungsleistung. Die systematisch schlechteren Ergebnisse der CI-Träger im Vergleich zu den Normalhörenden wurden auf Grund der technischen Restriktionen der elektrischen Cochlea-Stimulation erwartet.

35. Der Test scheint ähnlich dem Logatom-Diskriminationstest für die Kontrolle der Lernkurve während der audioverbalen Therapie nach CI-Implantation geeignet zu sein.

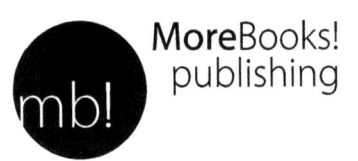
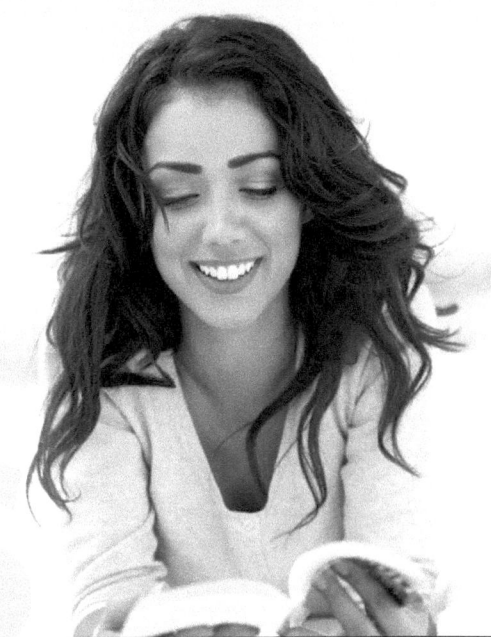

i want morebooks!

Buy your books fast and straightforward online - at one of world's fastest growing online book stores! Environmentally sound due to Print-on-Demand technologies.

Buy your books online at
www.get-morebooks.com

Kaufen Sie Ihre Bücher schnell und unkompliziert online – auf einer der am schnellsten wachsenden Buchhandelsplattformen weltweit! Dank Print-On-Demand umwelt- und ressourcenschonend produziert.

Bücher schneller online kaufen
www.morebooks.de

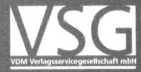 VDM Verlagsservicegesellschaft mbH
Heinrich-Böcking-Str. 6-8   Telefon: +49 681 3720 174   info@vdm-vsg.de
D - 66121 Saarbrücken   Telefax: +49 681 3720 1749   www.vdm-vsg.de

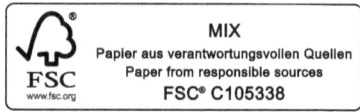

Printed by Books on Demand GmbH, Norderstedt / Germany